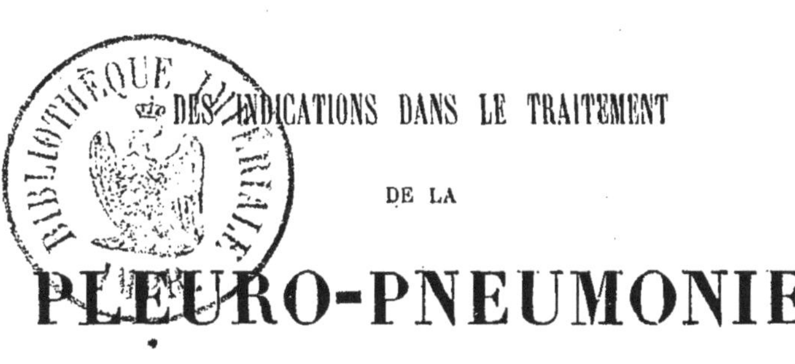

DES INDICATIONS DANS LE TRAITEMENT

DE LA

PLEURO-PNEUMONIE

PRIMITIVE CHEZ L'ADULTE

MONTPELLIER, TYPOGRAPHIE DE BOEHM ET FILS.

DES INDICATIONS DANS LE TRAITEMENT

DE LA

PLEURO-PNEUMONIE

PRIMITIVE CHEZ L'ADULTE

PAR

le Dr MUNIER

Membre titulaire de la Société de Médecine et Chirurgie pratiques de Montpellier, de la Société médicale d'Émulation.

PARIS

P. ASSELIN, SUCCESSEUR DE BÉCHET JEUNE ET LABÉ

LIBRAIRE DE LA FACULTÉ DE MÉDECINE

Place de l'École-de-Médecine

1865

DES INDICATIONS DANS LE TRAITEMENT

DE LA

PLEURO-PNEUMONIE

PRIMITIVE CHEZ L'ADULTE

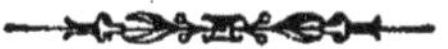

Ars medica tota in observationibus.
BAGLIVI.

On désigne sous le nom de pneumonie, l'inflammation du parenchyme pulmonaire ; on a encore désigné cette maladie sous les noms de fièvre pneumonique (F. Hoffmann), de péripneumonie, de fluxion de poitrine, de pneumonite (Piorry), de *peripneumonia vera*, enfin de pleuro-pneumonie, à cause de l'inflammation de la plèvre qui l'accompagne presque toujours.

Connue dès la plus haute antiquité, le passage suivant d'Hippocrate fait voir qu'elle avait été principalement observée chez l'adulte : « *Morbi hi ante pubertatem non fiunt.* »

Je ne crois pas devoir m'arrêter longuement aux distinctions établies par les auteurs, tant au point de vue du siége que des principaux symptômes ; je diviserai cette maladie en deux grandes classes :

1° Pneumonie franche ou légitime des adultes ;

2° Broncho-pneumonie ou pneumonie catarrhale, désignée également sous les noms de pneumonie mamelonnée, pneumonie lobulaire généralisée, fausse pneumonie, *péripneumonia notha*, *spuria*, péripneumonie bâtarde, parfois bronchite capillaire (Fauvel).

J'essaierai de justifier cette division, tant au point de vue de l'anatomie pathologique que de la symptomatologie et surtout du traitement.

Je laisserai de côté les pneumonies chroniques, les pneumonies secondaires et les pneumonies toxiques.

Anatomie pathologique de la pneumonie franche. — Depuis Laënnec (tom. I, p. 480), on rapporte généralement à trois degrés les diverses phases de l'inflammation pulmonaire ; cependant Stokes y a ajouté deux autres degrés. Dans le premier, le poumon est plus sec qu'à l'état normal ; il présente une forte injection artérielle ; il n'y a point de suffusion de sang dans les cellules pulmonaires. Stokes signale comme symptôme caractéristique de cette lésion, une respiration puérile très-intense ; disons tout de suite qu'il n'est pas admis par tous les auteurs, et que du reste on ne doit avoir que très-rarement l'occasion de l'observer, s'il existe. Enfin il signale un cinquième degré, l'abcès du poumon, que tous les auteurs placent dans les terminaisons de la pneumonie.

Je n'admettrai donc que trois degrés de l'inflammation.

Premier degré. — Cet état est aussi connu sous les noms d'engouement (Bayle), de splénisation (Bouillaud). Le poumon offre une coloration rouge lie de vin ; il crépite moins qu'à l'état normal, il est moins élastique, plus pesant, cependant il surnage encore quand on le plonge dans l'eau. Si on le coupe, il s'en échappe un liquide séreux, rougeâtre, trouble, spumeux; enfin il est plus friable qu'à l'état normal. Mais nous sommes obligé d'avouer que cet état n'est qu'une hyperémie pure et simple, ne différant en rien, au point de vue anatomique, des congestions non inflammatoires, si ce n'est par le défaut de cohésion du parenchyme pulmonaire; et comme ce dernier caractère peut varier beaucoup sous l'influence de la température, du temps qui s'est écoulé depuis la mort, etc..., il est très-difficile, pour ne pas dire impossible, de différencier ces deux formes à l'aide de l'anatomie pathologique seule. Hâtons-nous néanmoins d'ajouter que, dans la congestion inflammatoire, on ne trouve pas simplement les caractères de l'hyperémie, mais que la plupart du temps il y a simultanément quelques noyaux d'hépatisation qui ne permettent pas le moindre doute.

Second degré.—Désigné encore sous les noms d'hépatisation rouge, d'endurcissement rouge, ramollissement rouge (Andral), cet état possède des caractères plus tranchés. Le poumon est beaucoup augmenté de volume, et extérieurement d'un rouge foncé. Il ne crépite plus, il ne peut plus être insufflé, il est absolument imperméable ; en le plongeant dans l'eau, il tombe au fond du vase. En le coupant, il laisse écouler un liquide rougeâtre, non aéré, beaucoup moins abondant qu'au premier degré. Les surfaces incisées présentent une coloration variant du rouge au brun ; la coupe paraît parsemée de petits grains rouges à peu près arrondis, ressemblant aux granulations de la substance hépatique. Évidemment ici, les vésicules pulmonaires et le tissu conjonctif inter-vésiculaire sont également affectés. Cette altération anatomique est attribuée par tous les auteurs à la pneumonie ; ils la distinguent de l'altération due à l'apoplexie pulmonaire, parce que, dans celle-ci, les taches noires pulmonaires ne tranchent pas sur le fond rouge, ce qui a lieu dans l'hépatisation inflammatoire.

Troisième degré. — Désigné aussi sous les noms d'hépatisation ou induration grise, ramollissement gris (Andral), infiltration purulente, il présente les mêmes caractères au point de vue du volume, de la dureté, de la perméabilité et de l'état granulé, mais la couleur devient d'un blanc jaunâtre; commençant par quelques points, elle finit par envahir bientôt toute la partie enflammée; le mélange de l'hépatisation rouge avec l'hépatisation grise et les taches noires pulmonaires, donne alors aux tissus enflammés l'aspect de certains granits. La friabilité est encore plus grande qu'au second degré. En coupant ou en déchirant le poumon, on voit s'en écouler une matière opaque ayant beaucoup de ressemblance avec le pus; mais au lieu de rester infiltré, comme cela s'observe le plus ordinairement, il peut se réunir en foyer et former un véritable abcès d'aspect lie de vin, sans que pour cela la maladie ait revêtu des caractères particuliers.

Enfin, mentionnons comme terminaison de la pneumonie, la gangrène du poumon.

Ayant à nous occuper maintenant des lésions concomitantes de la pneumonie, nous ne passerons en revue que celles qu'on rencontre dans la poitrine le plus souvent. La plèvre, dans la pneumonie de l'âge adulte, participe presque toujours à l'inflammation. Le plus ordinairement, la phlegmasie de cette membrane séreuse est limitée au point de la pneumonie, et on trouve le feuillet viscéral tapissé de fausses membranes albuminoïdes, tantôt minces, molles et transparentes, tantôt plus épaisses, plus fermes et plus opaques. Ces fausses membranes font quelquefois adhérer les surfaces contiguës, et chez le plus grand nombre des sujets on trouve, en outre, dans la cavité pleurale, quelques cuillerées de sérosité ordinairement un peu louche. M. Grisolle ayant exactement noté l'état de la plèvre dans 35 autopsies, a trouvé 33 fois un épanchement plus ou moins abondant, 2 fois seulement cette séreuse était intacte, bien que l'inflammation eût envahi les couches les plus superficielles du poumon. Dans un cas, la plèvre était envahie dans sa totalité, et il y avait un épanchement séro-albumineux très-abondant.

Les bronches sont rarement altérées ; presque constamment on trouve un ou plusieurs ganglions bronchiques gonflés, rouges, ramollis et même suppurés.

Anatomie pathologique de la broncho-pneumonie. — Quelques auteurs trop exclusifs n'ont voulu y voir qu'un état que nous décrirons plus loin sous le nom de splénisation ; d'autres ont, de leur côté, rejeté cette forme de pneumonie, sous prétexte que l'on ne trouvait pas, comme dans la pneumonie franche, ces exsudats fibrineux, ces granulations que nous avons décrites, et qui sont caractéristiques de la pneumonie au second degré. Ils n'ont tenu aucun compte des phénomènes généraux ; ils les ont complètement séparés des altérations de tissus, faisant consister dans ces dernières toute la maladie, tandis qu'en réalité elles n'en sont que l'expression.

Ce qui a fait que la pneumonie catarrhale a été méconnue, c'est que la maladie reste très-longtemps au premier degré; que, les malades succombant, on ne trouve pas des signes irrécusables d'inflammation, et même, quand la pneumonie passe au second ou au troisième degré, on ne trouve que des noyaux d'hépatisation rouge ou grise disséminés.

La splénisation a été décrite depuis longtemps ; ainsi Sarcone dit : « Ce lobe ouvert avec le scalpel ressemblait, dans la plus grande partie de sa substance interne, à un morceau de rate déchirée, mais plus résistant et plus solide qu'elle. » Cette altération occupe en général les lobes inférieurs à leur partie postérieure, ils présentent une coloration rouge vineuse ou violacée. Moins résistant que d'habitude, le tissu l'est cependant plus que dans l'hépatisation, le doigt le pénètre avec facilité ; si on l'incise, il présente une surface lisse qui laisse écouler un liquide sanieux non aéré ; il est plus pesant que d'ordinaire ; quand on le plonge dans l'eau, il va au fond du vase, mais moins vite que le tissu hépatisé ; de plus, les parties malades sont généralement revenues sur elles-mêmes ; enfin, l'insufflation peut lui rendre à peu près sa perméabilité normale, mais sa consistance est presque toujours plus ou moins altérée.

L'examen microscopique fait par M. Lebert, chez des enfants et chez des vieillards, lui a offert pour toute particularité une hyperémie excessive des capillaires sanguins du parenchyme pulmonaire. Gairdner a rencontré parfois un peu de pus provenant des bronches.

Cette lésion n'est pas toujours aussi uniforme que nous le supposons ici; en examinant en effet avec attention une surface splénisée, on peut trouver des points où la couleur est plus foncée, où le tissu est complètement imperméable et ramolli; ailleurs le sang est extravasé, et on trouve de petits noyaux apoplectiques, ou bien le tissu pulmonaire offre des noyaux d'induration véritable rouge ou grise; ou bien encore la surface est granitée, grisâtre, manifestement infiltrée de pus, mais cette altération est plus rare. Une des lésions qui existent le plus souvent avec la splénisation, consiste en noyaux d'induration qui ont la structure de l'hépatisation rouge ou de l'hépatisation grise; ils sont disséminés en plus ou moins grand nombre à la surface ou dans l'épaisseur d'un ou des deux poumons; c'est cette lésion qui a été décrite sous le nom de pneumonie mamelonnée, partielle, disséminée, et surtout sous celui de pneumonie lobulaire. Dans cette dernière variété, on peut trouver des noyaux disséminés, représentant les trois degrés de l'inflammation pulmonaire; ils peuvent être assez nombreux, assez rapprochés les uns des autres pour faire croire au premier abord à une pneumonie franche; on évitera cette méprise, si on se rappelle que dans la pneumonie lobulaire les lésions anatomiques vont *crescendo* de la périphérie au centre; c'est le contraire pour la pneumonie franche. On a beaucoup confondu la pneumonie lobulaire avec un état particulier du poumon que MM. Legendre et Bailly ont désigné sous le nom d'état fœtal; ce qui le distingue, c'est qu'en en râclant une partie on ne la détruit pas, elle résiste; on n'y trouve jamais les noyaux de l'hépatisation; les noyaux vus sur une section sont généralement déprimés, et au-dessous du niveau des parties voisines restées saines.

On trouve encore combiné avec les lésions déjà si variées de la broncho-pneumonie, un état particulier qu'on appelle *carnisation.* Le lobe malade est dur, pesant, d'une couleur rougeâtre uniforme, conservant encore sa disposition lobulée dans quelques points, mais nulle part sa structure vésiculaire; son tissu à la coupe est lisse, dense et rougeâtre, difficile à écraser, et parcouru de bronches notablement dilatées et épaissies. Pour M. Fauvel, la *carnisation* semble se rapprocher de l'apoplexie pulmonaire et n'être qu'une des phases de son premier degré. Cette opinion n'a rien que de plausible.

Joignons à ces altérations une bronchite intense, caractérisée par la rougeur des tissus et par la grande quantité de mucosités sécrétées. Comme lésions concomitantes, disons qu'on ne trouve presque jamais d'inflammation pleurale, complication si fréquente dans la pneumonie franche.

Enfin, en nous résumant, nous dirons que ce qui

caractérise surtout l'anatomie pathologique de la broncho-pneumonie, ce sont des lésions multiples, phlegmasie des petites bronches que M. Andral a appelée *pneumonie vésiculaire*, congestion à divers degrés du tissu pulmonaire, imperméabilité d'un nombre plus ou moins considérable de lobules par simple affaissement de tissu ou par phlegmasie véritable.

Il importe de rappeler ces faits pour bien comprendre la signification des symptômes locaux et l'apparente bizarrerie que leur marche présente.

Symptomatologie de la pneumonie franche. — Il nous faut maintenant indiquer à quels signes on reconnaîtra les divers degrés de l'inflammation pulmonaire que nous avons mentionnés plus haut.

La pneumonie débute presque toujours brusquement au milieu d'une santé parfaite. Ordinairement, il y a un frisson très-violent, bientôt suivi d'un point de côté siégeant le plus souvent un peu au-dessous et en avant du mamelon du côté malade. Bientôt après, quelquefois dès les premières heures qui suivent l'invasion, d'autres fois vers la fin du premier jour ou le second jour, apparaissent des crachats particuliers et pathognomoniques. Ils sont ordinairement peu abondants, aérés, visqueux, confondus en une seule masse adhérente au fond du vase, vitreux, transparents et présentant des nuances diverses depuis la couleur citron, marmelade d'abricots, jusqu'à celle de la rouille et même du jus de pruneaux. La toux est un phénomène constant, mais sans caractère spécial ; quand la pneumonie doit avoir une issue funeste, elle diminue très-souvent. On constate en même temps une accélération très-notable des mouvements respiratoires ; elle paraît être en rapport avec l'étendue de la pneumonie dans la plupart des cas, ou encore elle peut tenir à une oppression des forces, qui est elle-même sous l'influence de la maladie ou avec tendance à l'adynamie. Il en est de même de la dyspnée.

Signes physiques. — L'ampliation de la poitrine du côté malade a été niée par quelques auteurs ; dans tous les cas, si elle existe, elle est très-faible. L'intensité de l'ondulation sonore perçue par la main appliquée sur la poitrine, est en rapport avec l'étendue de la phlegmasie pulmonaire et aussi avec son intensité, et cela a lieu même dans les pneumonies centrales, pourvu que la lésion occupe une surface de 10 ou 15 cent. carrés. (Monneret.)

La percussion médiate ne révèle de modifications dans la sonorité normale qu'un peu après le début. En rapport avec l'étendue de la lésion, au premier degré elle est surtout perceptible par comparaison, au second et au troisième degré elle est absolue.

L'auscultation fait constater, au début, un affaiblissement dans le bruit respiratoire normal ; mais à la période d'engouement, on entend un râle crépitant sec et fin, à l'inspiration ou aux deux temps à la fois, mais jamais à l'expiration seule. Il peut se rapprocher du râle sous-crépitant à petites bulles, quand il s'entend dans les deux temps. Au second degré, le râle crépitant fait place à la respiration bronchique ; le souffle, limité d'abord à l'expiration, s'entend bientôt aux deux temps et prend le nom de souffle tubaire. Chez quelques malades, la transition du râle crépitant à la respiration bronchique n'est point si complète, et du mélange de ces deux bruits résulte un bruit particulier, que M. Grisolle a nommé bruit de taffetas ; mais il n'a que peu de durée.

En même temps, si on fait parler le malade, on constate une altération plus ou moins grande de la voix, qu'on appelle bronchophonie, broncho-égophonie ; si la voix était faible, on aurait recours au retentissement autophonique. (Hourmann.)

Au troisième degré, le souffle persiste, seulement il est accompagné de râle sous-crépitant et de râle trachéal. Enfin, disons qu'il peut arriver que dans certains cas de pneumonie centrale très-circonscrite, les signes physiques peuvent être tout à fait nuls, et les signes fonctionnels permettent seuls de reconnaître la maladie.

Ajoutons que dans certains cas de pneumonie assez étendue et non centrale, on rencontre une absence complète du murmure respiratoire, sans râle et sans respiration bronchique, ainsi que cela se rencontre dans la pleurésie, quoique la maladie soit parvenue au deuxième et au troisième degré.

Symptômes généraux. — Dans la pneumonie, on trouve du côté des divers organes, un retentissement plus ou moins grand des phénomènes morbides. Ainsi, il y a une fièvre plus ou moins vive, la face est généralement animée, les yeux vifs et injectés ; on observe aussi la coloration des pommettes, surtout celle du côté malade ; quelquefois il y a un abattement plus ou moins complet. On observe de la stupeur, les lèvres ont une plus ou moins grande tendance à la sécheresse, et cela surtout chez les vieillards.

Le pouls présente des caractères particuliers : il est plein, fort, vibrant, fréquent, mais régulier : c'est le pouls pneumonique. Dans la forme typhoïde, il est fréquent, mais petit et serré.

La peau est en général plus ou moins humide, et on a observé que la moiteur est d'un bon augure dans le cours d'une pneumonie.

L'augmentation de la chaleur animale est ordinairement liée à l'accélération du pouls, si ce n'est à la période ultime de la maladie.

L'état des forces est généralement assez bon au début ; les malades restent couchés sur le dos ; ils répondent avec netteté aux questions qu'on leur adresse ; mais chez les vieillards et dans la forme typhoïde, il y a souvent dès le début une grande prostration des forces.

Nous verrons plus tard comment on peut reconnaître l'adynamie franche de celle qui est due à la gravité de la maladie.

Le sang qu'on tire de la veine présente au plus haut degré les caractères inflammatoires ; ainsi, le caillot est bien formé, nettement séparé de la sérosité, solide, et d'une consistance telle qu'on peut, sans le briser, le soulever en masse par un point quelconque de sa circonférence ; il est de plus recouvert d'une couenne plus ou moins épaisse, élastique, recourbée sur ses bords, et qui s'organise rapidement après la sortie du sang. Elle augmente, en général, d'épaisseur à mesure qu'on enlève du sang au malade.

Du côté du tube digestif, on observe la plupart des troubles qui accompagnent généralement les pyrexies : phénomènes gastriques, ictère, etc.

Les urines sont acides, foncées en couleur; elles sont en rapport avec la quantité des boissons absorbées et en raison inverse des sueurs. M. Martin Solon a constaté qu'au moment de la résolution de la pneumonie, elles donnent par l'acide nitrique un précipité albumineux ; c'est ce qu'il appelle *des urines critiques*. Du reste, au deuxième et au troisième degré, elles sont souvent très-abondantes, troubles ou sédimenteuses.

Une céphalalgie frontale vive est un des symptômes les plus constants de la pneumonie, puisqu'on la note dans les cinq sixièmes des cas. Elle survient dès le début, acquiert son maximum d'intensité du premier au quatrième jour, diminue ensuite spontanément, et chez presque tous les malades elle a complètement cessé dès le septième. L'insomnie est un phénomène assez commun ; dans quelques cas, heureusement très-rares, elle ne cesse qu'avec la maladie.

Mais, sans contredit, le phénomène nerveux le plus important, c'est le délire; il est très-commun, puisque, suivant M. Grisolle, on l'observe dans une proportion qui varie du huitième au onzième des individus. M. le professeur Trousseau distingue quatre espèces de délire, et cela surtout en vue du traitement: 1° celui qui dépend de l'intensité de la fièvre péripneumonique, et qui prouve seulement que le cerveau partage l'excitation fébrile de tous les appareils ; 2° le délire lié à la suppuration du parenchyme pulmonaire (symptôme que nous n'avons trouvé mentionné dans aucun des auteurs modernes, et qui se trouve pleinement confirmé par les faits que nous avons observés), et qui est probablement de même nature que tous les délires produits par les infections purulentes. C'est de celui-là qu'on pourrait dire, avec Hippocrate : « *peripneumonia phrenitis malum* ». Effectivement, c'est un signe constamment funeste quand on peut lui attribuer l'origine précitée; 3° un délire causé par une ou plusieurs complications phlegmasiques siégeant en dehors de la poitrine et souvent méconnues du praticien; 4° un délire dépendant plutôt de la malignité de la cause de la pneumonie que de celle-ci. Il se rencontre dans toutes les pneumonies produites par des intoxications miasmatiques chimiques et organigènes.

Enfin, c'est une espèce de subdélirium avec défaut d'harmonie entre les différents symptômes et prédominance des accidents nerveux, qui sont sans rapport évident avec l'inflammation du poumon ou d'autres organes : c'est le délire ataxique ; près de lui il faut signaler le délire survenant chez les ivrognes, dont l'économie, en puissance d'une intoxication, vient tout à coup, sous l'influence d'une phlegmasie, révéler les accidents les plus caractéristiques. Ici, les malades s'agitent, veulent se lever, déraisonnent avec une vivacité furieuse, absolument comme s'ils étaient dans la période d'expansion et de réaction de l'inébriation alcoolique. Mais la résistance vitale ne fléchit pas comme dans les cas d'ataxie.

Marche, durée, terminaisons. — La marche de la pneumonie est ordinairement continue, mais presque toujours elle présente de petites exacerbations vers le soir. Il est rare qu'elle s'arrête au premier degré, comme aussi la mort survient très-exceptionnellement à cette période ; le plus ordinairement le second degré apparaît, et souvent, l'inflammation s'étendant de proche en proche, on trouve au centre les signes du second degré, tandis que sur les bords elle n'est qu'au premier ; si la résolution s'opère alors, on entend, au milieu du souffle tubaire, des bulles de *ronchus redux* qui se prononce de plus en plus ; en même temps les phénomènes généraux s'amendent. Quand la maladie se termine à ce degré, au moment où se déclare l'amélioration on voit survenir quelques phénomènes particuliers qui n'ont aucun rapport avec les symptômes ordinaires, et qu'on a considérés comme critiques. Ceux qu'on a observés le plus souvent sont : hémorrhagie nasale, sueur abondante, urines copieuses, sédimenteuses, selles liquides et répétées, apparition d'*herpes labialis*, etc. Il n'est aucune maladie dans laquelle l'existence des sueurs critiques nous semble plus démontrée que dans la pneumonie : « *Ut plurimum per sudores terminatur peripneumonia* » (Frank). Dira-t-on ici que la sueur n'est qu'un simple effet ou une pure coïncidence ? Mais, dans ce cas, pourquoi avant l'apparition des phénomènes critiques observerait-on le plus souvent une exagération momentanée des symptômes ? le contraire ne devrait-il pas arriver ? l'amélioration ne devrait-elle pas précéder la sueur, loin de la suivre ? M. Latour (d'Orléans) cite un cas d'hématurie critique ; mais, quoique nous croyions que ces mouvements fluxionnaires puissent se produire en un point quelconque de l'économie, il nous faudrait cependant, pour donner quelque valeur à cette observation, que nous eussions sur le malade des renseignements nous indiquant qu'ultérieurement il n'a eu aucune maladie des organes génito-urinaires.

Quant à la valeur des jours critiques, nous ne pouvons admettre l'opinion de M. Grisolle, qui dit que cette théorie n'a aucun fondement; mais ici encore il faut s'en rapporter à l'observation. M. Andral, ayant exactement noté la durée d'un certain nombre de pneumonies, dresse un tableau duquel il résulte que ce sont les septième, onzième, quatorzième et vingt et unième jours où il a observé le plus de terminaisons; ce n'est pas à dire pour cela qu'on ne doive pas en observer dans les jours intermédiaires ou intercalaires. Mais il est inutile de rappeler ici que cette terminaison aux jours critiques se reconnaîtrait le plus souvent, si un traitement plus ou moins bien dirigé n'était venu troubler ou remplacer les efforts curateurs de la nature. Quand la maladie poursuit sa marche, les phénomènes généraux et locaux augmentent de gravité, et la mort arrive. On s'accorde généralement à dire qu'il est très-difficile d'assurer si le parenchyme pulmonaire est en suppuration. Hippocrate donne de la suppuration interne les signes suivants : fièvre continue, plus douce pendant le jour, plus forte pendant la nuit; sueurs, frissons irréguliers, toux sèche, yeux caves, ongles crochus, doigts très chauds, desséchés, ayant leurs extrémités ridées, froncées[1]; tumeurs aux extrémités inférieures, défaut d'appétit, pustules sur le corps[2]. M. Andral regarde

[1] Piquer; Prog., pag. 200.
[2] Vallesius; Épid., VII, pag. 848.

l'expectoration jus de réglisse ou de pruneaux comme un signe d'une grande présomption pour la suppuration pulmonaire. Enfin, nous dirons qu'on pourra arriver à une certitude assez grande, si on réunit à la fois les signes physiques, les symptômes généraux, et si l'on tient compte du délire que nous avons signalé et qui a une valeur très-grande. Toutes les fois, nous a souvent dit notre cher maître M. Matice, que vous observerez du délire chez un individu atteint de pneumonie parvenue à la fin du second septénaire, si l'individu n'est pas un buveur, et si vous ne trouvez aucune lésion autre que la pneumonie pour l'expliquer, vous pouvez être certain que le poumon est en suppuration. Mais, de ce que le délire n'apparaît pas, (qu'y a-t-il en effet d'absolu en médecine ?), on ne sera pas autorisé à conclure qu'il n'y a pas de pus dans le poumon.

Une fois que la pneumonie a atteint le troisième degré, est-elle encore susceptible de guérir ? Nous ne possédons aucun fait qui puisse résoudre cette question. Peut-elle même être résolue dans l'état actuel de la science ? Dans tous les cas de guérison, quels signes pourra-t-on donner de la certitude absolue de la suppuration ?

Comme terminaison, nous devons noter le passage à l'état chronique, la terminaison par abcès, par gangrène. On pourra reconnaître cette dernière à la fétidité des crachats et de l'haleine, à l'intensité des phénomènes généraux ; les signes physiques viendront de leur côté révéler l'existence d'une caverne.

Disons, en passant, que le pronostic variera, et suivant l'intensité de la maladie, l'état du malade, il sera nécessairement aggravé par la coexistence d'une maladie intercurrente, méningite, endocardite. Quand, avec une lésion très étendue, une fièvre très-forte, les malades ne paraissent pas oppressés, qu'ils disent même se trouver à leur aise, le pronostic est très-défavorable L'examen attentif du pouls est également d'un très-grand secours ; ainsi, quand l'issue est heureuse, la fréquence du pouls diminue; elle augmente en même temps que la petitesse, si la mort doit survenir.

On ne peut rien dire de fixe sur la durée de la pneumonie, ni sur chacune de ses périodes. Pour Laënnec, la durée totale serait de trois jours et demi à douze jours. Pour M. Chomel, elle varierait entre sept et vingt jours. M. Bouillaud ne l'a vue durer que un à deux jours dans les cas très-légers ; dans les cas moyens, durer de deux à quatre jours ; dans les cas graves, de quatre à six ; et il rattache ce résultat à sa méthode de traitement. Nous dirons que la pneumonie se termine presque toujours sur la fin du premier ou dans le cours du second septénaire. Il est très-exceptionnel qu'elle se termine avant la révolution du premier, ou qu'elle dure au-delà de vingt jours. Sans nous occuper du siége de la pneumonie, nous dirons que la pneumonie du sommet n'est pas aussi grave qu'on l'avait cru d'abord, elle n'est pas nécessairement accompagnée de délire; inutile d'ajouter qu'elle sera plus grave chez un tuberculeux.

Au point de vue du diagnostic, disons simplement que la plupart du temps on reconnaîtra une pneumonie aux trois signes suivants: frisson violent survenant brusquement, point de côté limité, circonscrit, siégeant au voisinage du mamelon, et crachats rouillés. Mais il faudra encore savoir quel est le degré de la maladie, son intensité, son étendue. Il faudra tenir un grand compte de l'intensité des phénomènes généraux et locaux, de l'âge du malade, des conditions hygiéniques, de l'influence épidémique, du traitement mis en usage et de la santé antérieure du sujet.

Pneumonie catarrhale. — Quelques auteurs ont méconnu les véritables caractères de cette maladie. M. Barrier, voulant distinguer la pneumonie franchement inflammatoire de la pneumonie catarrhale, s'exprime ainsi : « Nous nous contenterons de dire que ce qui différencie la pneumonie pseudo-lobaire (broncho-pneumonie) de la pneumonie lobulaire franche, c'est l'existence de l'élément bronchique. » Évidemment, M. Barrier ne tient aucun compte de deux circonstances excessivement importantes : de l'influence atmosphérique ou de la constitution médicale régnante, et de l'état général des individus. Et, en effet, ne pouvons-nous pas rencontrer une bronchite et une pneumonie franchement inflammatoires, sans que nous puissions reconnaître la physionomie de ce qu'on appelle l'*état catarrhal*, caractérisé par la nature et la généralisation des accidents sur presque toutes les muqueuses de l'économie ?

L'état catarrhal se distingue, en effet, des phlegmasies franches, en ce que les irritations qui l'accompagnent ont pour type une extrême superficialité, une mobilité, une diffusion excessive, enfin par le rôle important que joue le système nerveux et par la lésion anatomique où domine la simple congestion.

Définition. — La broncho-pneumonie ou pneumonie catarrhale est l'association de la phlegmasie des bronches et du parenchyme pulmonaire, naissant, soit sous certaines influences atmosphériques, soit en vertu d'un mauvais état général, soit le plus souvent sous l'influence de ces deux causes.

Le début est souvent obscur, et cela d'autant plus que les malades sont déjà atteints d'affections catarrhales ; il y a des frissons vagues, alternant pendant quelques jours avec de la chaleur ; l'état fébrile est plus ou moins intense, mais toujours moindre que dans la pneumonie franche. On observe en même temps un mouvement fluxionnaire très-grand vers d'autres muqueuses ; il y a de la courbature générale, de l'exacerbation et de l'agitation nocturnes, de l'inappétence ; la langue est épaisse, jaunâtre ; pas de point de côté, on n'observe que la douleur sternale de la bronchite; dans la poitrine, on constate une sous-crépitation à bulles larges, plus ou moins complètement humides, inégales, s'étendant de la base et du bord interne du poumon sur une surface plus ou moins grande, et accompagnée de râle sibilant et de ronchus sonore; les crachats sont ordinairement muqueux, tantôt ténus, semblables à de la salive, tantôt albumineux, adhérents, visqueux, pouvant présenter quelques points rouillés ou de couleur citron; jamais de matité absolue, mais l'élasticité et la sonorité sont moindres; dans aucun cas, du râle crépitant fin et sec. Ces phénomènes dureront quelques jours; puis, l'état général s'améliorant, la résolution s'opère. Mais si la maladie poursuit sa marche, on pourra trouver en quelques points une respiration soufflante, mais jamais de souffle bronchique bien net; un peu de retentissement de la voix, sans aller jusqu'à la bronchophonie; la toux est quinteuse, fatiguant beaucoup les malades; alors les crachats sont mêlés, au milieu de la masse totale se trouvent quelques crachats rouillés. Il n'y a pas de point pleurétique, mais il y a une douleur contusive sur l'un ou sur les deux côtés de la poitrine; enfin, disons que l'oppression est plus ou moins marquée, d'autant plus que la lésion est plus étendue.

La fièvre existe toujours, mais moins forte que dans la pneumonie ordinaire; le pouls est ordinairement mou et ne présente pas les caractères du pouls pneumonique; le sang est moins couenneux. Mais, disons-le tout de suite, il n'y a rien d'absolu à cet égard. Les voies digestives participent plus ou moins au trouble de l'économie. Céphalalgie vive au début, quelquefois de l'insomnie, plus souvent du subdelirium. On mentionne aussi l'adynamie comme fréquente. Ajoutons que cette maladie a une marche essentiellement trompeuse; les symptômes généraux s'amendent, on croit à une résolution prochaine; puis, sans que rien puisse faire soupçonner au médecin un retour subit, les symptômes deviennent tout à coup très-alarmants, et le malade peut succomber en quelques heures. Il faut donc constamment se tenir sur ses gardes, et ne pas se laisser abuser par un mieux qui, dans quelques circonstances, sera l'avant-coureur d'une issue funeste. Chez ceux qui guérissent, la maladie est beaucoup plus longue que la pneumonie ordinaire, et la convalescence beaucoup moins franche.

Le pronostic doit puiser ses éléments à plusieurs sources; comme la maladie est ordinairement double, elle est plus grave que si elle était unilatérale, et le sera d'autant plus qu'elle sera plus intense, plus généralisée; enfin, plus les individus seront âgés ou débilités, plus la mortalité sera considérable.

C'est là la pneumonie catarrhale vulgaire, ordinaire; mais si on a égard à la marche de la maladie, il faut encore admettre une forme lente quasi chronique, et une forme suraiguë nommée par quelques-uns asphyxique, catarrhe suffocant des auteurs.

Forme lente. — Au lieu de se terminer en peu de jours, la maladie peut durer vingt, trente, quarante jours, et de temps en temps présenter quelques exacerbations; mais peu à peu les forces du malade déclinent, une teinte bleuâtre asphyxique se montre sur la face et sur les membres; puis, ou les malades s'éteignent lentement, ou ils sont emportés violemment en quelques heures, par une aggravation subite des symptômes.

Forme asphyxique. — En quelques jours, ou même moins, la mort survient au milieu d'une anxiété très-grande, d'une orthopnée considérable: c'est la bronchite qui prédomine; les bronches dans toute leur étendue sont affectées, surtout dans leurs ramifications les plus ténues; le boursoufflement plus ou moins considérable de la muqueuse, plus loin l'accumulation des mucosités, de fausses membranes molles, jaunâtres, empêchent presque complètement l'air de pénétrer dans les vésicules; l'hématose ne se fait plus, et les malades meurent asphyxiés. On trouve encore, au milieu de l'engouement général, des points ramollis, splénisés, signes anatomiques irrécusables d'une pneumonie qui souvent s'est révélée pendant la vie par une expectoration caractéristique.

Il y a donc une différence très-considérable entre ces deux espèces de pneumonie; cette différence se fera également sentir pour le traitement.

Voyons maintenant les diverses formes de la pneumonie franche.

Nous admettrons cinq formes de pneumonie : 1° pneumonie bilieuse ; 2° pneumonie périodique paludéenne, que nous subdiviserons en intermittente et en rémittente ; 3° pneumonie typhoïde, qui se subdivise également en adynamique et ataxique ; 4° pneumonie rhumatismale ; 5° pneumonie traumatique.

Avant d'entrer dans quelques détails, examinons quelques-unes des formes admises par les auteurs et que nous n'avons pas énumérées.

Pneumonie latente. — On dit que la pneumonie est latente quand les symptômes propres à la déceler sont tellement obscurs qu'ils peuvent facilement échapper à l'attention du médecin. Au point de vue du traitement, cette forme n'a aucune valeur, car elle rentrera nécessairement dans celles que nous décrirons.

Pneumonies puerpérales. — Ou la pneumonie surviendra, sous l'effet d'une constitution détériorée, de l'infection purulente, et alors ce sera une pneumonie consécutive ; ou elle sera franchement inflammatoire, et ne formera pas une variété particulière.

Pneumonie vermineuse. — L'influence sympathique des vers n'est plus admise aujourd'hui, et si on pouvait admettre une pneumonie vermineuse, elle serait déterminée par l'irritation constante que produirait la présence de vers dans le poumon.

Pneumonie bilieuse.

Dans cette variété, les symptômes phlegmasiques se rencontrent en même temps que cet ensemble de phénomènes connu sous le nom d'état bilieux ou gastrique, caractérisé de la manière suivante : face jaunâtre, d'un vert pâle; céphalalgie gravative, douleur analogue au niveau du cardia ; soif nulle ou peu marquée, goût amer, nauséabond ; langue épaisse, jaunâtre; dents sales, épigastre gonflé, sentiment de plénitude de l'estomac, dégoût ; quelquefois vomissements de nature bilieuse, constipation ou selles de même nature que les vomissements. Lepec de la Clôture et Stoll ont observé cette forme, l'ont décrite en la considérant comme très-fréquente. Elle est beaucoup plus rare aujourd'hui, où on ne l'observe qu'à l'état sporadique. On a souvent dit que, dans l'ignorance des signes physiques, Stoll avait décrit comme pneumonies bilieuses des bronchites compliquées d'un embarras gastrique; mais on ne saurait faire à Laënnec le même reproche. Du reste, l'analyse des Éphémérides de Stoll prouve clairement qu'il était loin de reconnaître cette forme aussi fréquente qu'on le lui a fait dire. M. Bouillaud a dit qu'elle entrait pour un quart dans les pneumonies qu'on observe ; mais on croit généralement qu'elle s'observe moins souvent, et que ce qui a pu induire en erreur M. Bouillaud, c'est qu'il a fait des pneumonies bilieuses de celles qui sont simplement compliquées d'ictère.

M. Martin-Solon avait dit que toutes les fois que l'on rencontrait dans les urines les matériaux de la bile, on pouvait croire à une pneumonie bilieuse ; cette opinion est exagérée, car il pourra y avoir simplement pneumonie compliquée d'ictère, et du reste M. Grisolle n'a pas toujours constaté la présence de la bile dans les urines dans la pneumonie bilieuse.

Le début ne présente quelquefois rien de spécial ; ainsi, la plupart du temps frisson violent, survenant au milieu d'une santé parfaite ; ou bien l'état bilieux précède la pneumonie, ou il se développe en même temps, ou encore il est consécutif et ne se développe que le deuxième, troisième ou quatrième jour de la maladie. Le pouls est mou, dépressible et ne présente pas les caractères de ce que nous avons appelé pouls pneumonique ; il n'est nullement en rapport avec la lésion. La chaleur de la peau est la plupart du temps sèche ou mordicante, comme dans la jaunisse ; en outre, on constate quelques symptômes d'abattement, de prostration, accompagnant ceux qui nous ont servi à caractériser l'état bilieux.

On l'observe surtout chez l'adulte, on la trouve plus rarement chez les vieillards et chez les enfants (Barrier, Potter, Garvin). Elle paraît plus commune chez l'homme. On a cru la voir le plus souvent avec le tempérament lymphatico-sanguin.

Elle est plus commune dans les pays chauds, quoique ce soit à Vienne que Stoll l'ait observée. Les conditions hygiéniques ont une influence plus marquée: ainsi, elle attaque surtout les individus mal nourris, ayant éprouvé des chagrins, ou dont la constitution a été détériorée par des excès.

Enfin, loin de chercher les causes occasionnelles dans le monde extérieur, nous croyons qu'il vaut mieux le plus souvent invoquer l'intervention d'une cause générale, inconnue, imprimant aux maladies qui sévissent à une certaine époque une physionomie particulière et un cachet spécial.

Nature de la maladie. — Quelle est l'idée que nous devons nous faire de la pneumonie bilieuse? Devons-nous supposer, avec Stoll et les humoristes, que la bile en passant dans le sang vient, par sa présence, déterminer l'inflammation pulmonaire? Évidemment rien ne peut justifier cette assertion. Dans les cas où la pneumonie est primitive et où l'état bilieux est consécutif, ce n'est qu'une simple complication. Mais le traitement par les évacuants fait voir qu'il existe une relation intime entre ces deux choses, et qu'en enlevant l'état bilieux, on fait presque disparaître du même coup la pneumonie.

Pneumonie typhoïde (ataxique et adynamique).

Les éléments ataxique et adynamique peuvent se montrer dès le début de la phlegmasie ou n'apparaître que plusieurs jours après. Dans le premier cas, le début n'est jamais aussi brusque que dans la pneumonie ordinaire ; au contraire, le frisson est toujours précédé de prodromes plus ou moins marqués, céphalalgie, courbature, quelquefois des épistaxis, tous signes qui peuvent faire croire à l'incubation d'une fièvre typhoïde ; dans le second cas, le début est bien net, mais bientôt on constate une prostration extrême des forces, état fuligineux de la langue et des dents (adynamie), ou phénomènes nerveux, tels que délire, soubresauts des tendons, contractures.... (ataxie). La première est plus commune chez le vieillard ; la seconde affecte de préférence les jeunes sujets et les ivrognes. Ces deux variétés peuvent se réunir pour constituer la forme ataxo-adynamique ou typhoïde ; la lésion pulmonaire n'est jamais en rapport avec la gravité des symptômes.

Pneumonie périodique paludéenne.

La phlegmasie pulmonaire, au lieu de se montrer avec le type commun à toutes les phlegmasies, peut apparaître sous un des types des fièvres palustres, reconnaître pour cause l'infection marématique et céder aussi facilement que les fièvres intermittentes à la médication spécifique.

a. *Pneumonie intermittente.*—C'est une des espèces de la fièvre intermittente pernicieuse. Elle peut ne se déclarer qu'après quelques accès, mais le plus souvent elle apparaît dès le premier. Elle débute ordinairement par un frisson d'une violence excessive; en même temps apparaît la douleur de côté, qui est très vive; oppression très grande, anxiété extrême, souvent les traits sont profondément altérés; le pouls est fréquent, mais dans beaucoup de cas il est mou, dépressible; bientôt apparaissent les crachats rouillés caractéristiques; la sonorité de la poitrine est diminuée, et l'auscultation fait découvrir une crépitation fine, sèche, abondante. Au frisson succède une chaleur ardente, et au bout de six à douze heures il y a une rémission qui peut aller jusqu'à une détente complète de la fièvre et des accidents thoraciques.

Si l'intermission est complète, les accidents locaux peuvent disparaître complètement. Cependant, souvent l'exploration démontre que le poumon n'a pas repris entièrement ses propriétés normales : ainsi, on peut encore trouver une crépitation rare, grasse, humide, ou bien la respiration est plus sèche. Quelquefois on entend même une respiration soufflante, et de son côté la sonorité peut rester plus ou moins altérée. Mais la lésion pulmonaire, de même que l'engorgement splénique, ne réagit pas sur l'élément intermittent, puisque la lésion persiste alors même que la fièvre disparaît. En général, on observe le type tierce ou quotidien; rarement elle est double quotidienne; enfin, elle peut devenir rémittente. Il est inutile de faire observer que les signes locaux disparaîtront d'autant plus complètement que les accès seront plus éloignés.

Si la médication est insuffisante, les accès sont de plus en plus violents ; la douleur devient atroce; la lésion pulmonaire gagne en étendue, en même temps qu'elle est plus avancée; il survient alors des troubles cérébraux tels que délire, coma, et les malades succombent vers le troisième ou le quatrième accès. Les accidents de cette forme deviennent subitement graves, et souvent dès le début il y a une disproportion entre les symptômes généraux et l'état local. Il faut avoir recours à un traitement énergique; il ne faut pas tarder, parce qu'on ne sait pas à quelle époque apparaîtra l'accès qui va suivre, et qui peut surprendre le praticien. Le temps est précieux en pareil cas, le moindre retard peut être funeste.

Il est souvent très-difficile de reconnaître cette forme pernicieuse dès le premier accès, d'autant plus que le médecin ne sera pas prévenu. Si la marche des symptômes lui paraît un peu insolite, il ne la rattachera pas à une affection palustre ; mais si les accès sont parfaitement nets, il ne pourra pas la méconnaître et devra agir comme nous le dirons plus tard.

Doit-on admettre une pneumonie intermittente, ou bien l'élément intermittent n'est-il qu'une complication de la pneumonie? C'est dans ces circonstances que nous pouvons nous aider de ce vieil adage : « *Naturam morborum curationes ostendunt.* » En effet, dans les pneumonies intermittentes, le sulfate de quinine fait disparaître du même coup l'élément inflammatoire et l'élément périodique ; tandis que si l'affection palustre vient comme simple complication, il laissera subsister la phlegmasie, en ne supprimant que l'élément paludéen.

b. *Pneumonie rémittente.* — La pneumonie rémittente, à proprement parler, est celle qui, procédant de l'infection marématique, est liée intimement au mouvement fébrile que celle-ci provoque ; elle augmente, elle décroît périodiquement avec elle, et, comme elle aussi, elle cède à l'administration des antipériodiques. Ces cas doivent être soigneusement distingués de ceux beaucoup plus communs où l'on voit les deux états morbides se combiner sans être intimement unis l'un à l'autre. Dans ceux-ci, pendant le paroxysme de l'état fébrile, le malaise est plus grand, sans doute, l'oppression est plus considérable, mais on ne remarque pas dans l'état local une exacerbation correspondante à celle de la fièvre. Dans l'intervalle de ces paroxysmes, la maladie ne diffère en rien de la pneumonie vulgaire. Enfin, le traitement employé viendra encore nous dire s'il n'y a eu qu'une simple complication, ou si, au contraire, il y a une connexion entre ces deux états morbides.

Pneumonie rhumatismale.

On a pendant très-longtemps contesté que la diathèse rhumatismale puisse déterminer une inflammation du parenchyme pulmonaire, inflammation pouvant, ou revêtir les caractères d'une phlegmasie franche, comme cela s'observe dans les cas d'endocardite ou de péricardite rhumatismale, ou au contraire présenter un des caractères essentiels du rhumatisme, c'est-à-dire une extrême mobilité.

M. Andral en a rapporté un des cas les plus remarquables dans sa Clinique. La pneumonie remplaça brusquement des douleurs rhumatismales très-aiguës; elle se juga le huitième jour par une sueur critique, sans retour des douleurs articulaires; M. Grisolle en a observé un autre cas avec M. Louis; quand il y avait une exacerbation des douleurs, on constatait également une recrudescence dans la lésion pulmonaire.

On est donc forcé d'admettre que, sous l'influence de la diathèse rhumatismale, il peut se former dans le poumon des fluxions, des exsudations à marche rapide et offrant la mobilité des autres manifestations du rhumatisme.

Pneumonie traumatique.

Dans sa Clinique, M. Andral rapporte (obs. VII) un cas de pneumonie survenue à la suite d'une chute sur la poitrine; si le poumon peut s'enflammer sous l'influence de semblables causes, il est vrai de dire que l'inflammation survient plus communément quand il y a une violence extérieure quelconque exercée sur la poitrine, avec fracture et enfoncement des fragments. On cite aussi des pneumonies survenant sous l'influence seule d'un effort. D'autres auteurs ont parlé de chutes sur un point du corps éloigné, les genoux, les pieds; Lieutaud[1] et Portal[2] prétendent que la pneumonie, à l'instar de l'hépatite, peut succéder à ces chutes. Il n'y a pas d'exemples qui en démontrent la possibilité. Mais, sans contredit, ce sont les plaies de poitrine produites, ou par la présence d'un corps étranger, ou par une fracture de côte avec enfoncement des fragments, qui entraînent le plus souvent après elles des pneumonies; et, comme on peut

[1] Lieutaud; *Hist. anat.*; Parisiis, 1767.
[2] Portal; Cours d'anat., tom. V, pag. 72.

s'en rendre compte, la cause d'irritation étant continue, la pneumonie sera nécessairement plus grave et aura plus de tendance à se terminer par abcès. Cependant, on a observé des cas où un corps étranger, une balle par exemple, ayant pénétré dans la poitrine, y avait séjourné un certain temps sans déterminer le moindre accident; puis, à un moment donné, le parenchyme pulmonaire s'enflamme, il se forme un abcès, et si le corps n'est pas trop volumineux, il pourra, disent quelques auteurs, être expulsé au dehors. Les plaies simples ne sont pas aussi graves qu'on pourrait le croire, et ne donnent pas nécessairement lieu à une pneumonie (Chassaignac, Jobert de Lamballe).

Quant au diagnostic, nous n'avons pas à faire le diagnostic des plaies de poitrine ; cependant qu'il nous soit permis de dire que, dans un cas, il faudra s'aider d'instruments mousses ou tranchants qui pourraient détruire un travail d'agglutination déjà commencé. Quand la pneumonie sera déclarée, on la reconnaîtra presque toujours avec facilité ; cependant il y a deux cas où le diagnostic pourrait être difficile. Si en même temps que la pneumonie il y avait un emphysème très-considérable de la paroi thoracique, on comprend que cet emphysème pourrait masquer la présence des signes stéthoscopiques ; un épanchement considérable de sang dans la cavité pleurale, produirait le même effet. Mais si on a un peu de doute au premier degré au moyen des signes physiques, les signes généraux et symptomatiques le feront disparaître.

Forme épidémique. — Quand la pneumonie, développée sous l'influence de causes particulières agissant à la fois sur un grand nombre d'individus, revêt la forme épidémique, il est rare qu'elle soit franche, simple, isolée de tout autre état pathologique.

On peut s'en convaincre en lisant l'histoire des nombreuses épidémies qu'a rassemblées Ozanam, depuis celle de 1557, décrite par Robert Dodoens, jusqu'à celles que les docteurs Chamseru et Caron observèrent en 1812 et 1816 à Annecy et à Tonnerre. A la phlegmasie pulmonaire se liaient tantôt des affections catarrhales, des angines, des aphthes ulcéreux, des convulsions, des soubresauts des tendons, du délire, des vomissements bilieux, une diarrhée abondante, du météorisme, des lipothymies, des ictères intenses, un exanthème pétéchial, des symptômes de fièvre putride... Ces péripneumonies étaient désignées sous les noms de péripneumonie maligne, *pleuroperipneumonia biliosa*, *erysipelatosa*, *gangræenosa* (Guy de Chauliac, Dodoens, Viérus, Sennert, Huxham...) Souvent on leur a reconnu un caractère contagieux; elles étaient généralement très-graves, se terminaient quelquefois par la mort en deux ou trois jours, même en vingt et trente heures, et tuaient dans certaines formes la généralité de ceux qui en étaient atteints. Le plus ordinairement aussi les altérations anatomiques différaient de celles de la pneumonie franche. Ces viscères étaient souvent flasques, infiltrés d'un fluide sanguinolent, gorgés d'une sanie purulente, parsemés de points noirs pleins d'un liquide fétide, et, chose remarquable, dans un grand nombre d'épidémies ils étaient sphacélés, gangrenés. Les épidémies de pneumonie récemment observées confirment encore cette proposition que l'inflammation du poumon n'est, dans ce cas, qu'un élément plus ou moins important de la maladie. Ainsi, des fièvres intermittentes se liaient à l'épidémie observée par le docteur Griffoulière en 1832; un état putride accompagnait celle dont le docteur Pigeotte fût témoin à Troyes, dans l'hiver de 1827, 1828, etc.

Si nous jetons un coup d'œil sur les diverses causes des pneumonies épidémiques, nous verrons qu'elles peuvent survenir dans toutes les saisons et sous toutes les conditions atmosphériques. Ne nous attachons donc point à la recherche de causes qu'il ne nous sera jamais donné de connaître, ni de prévoir, ni de détruire; mais ce que nous devons surtout avoir en vue, c'est de chercher à bien saisir la nature, le caractère et la marche de la maladie, pour y apporter les remèdes les plus efficaces.

La pleurésie complique très-souvent, avons-nous dit, la pneumonie franche, tant que cette inflammation est bornée à la portion de la plèvre qui appartient à la partie phlogosée du parenchyme pulmonaire; il n'y a point réunion de deux maladies, l'épanchement étant peu considérable; mais si l'inflammation s'étend à la totalité de la plèvre, il y a alors véritablement complication.

Les signes physiques fournis par l'auscultation et la percussion, présentent des différences suivant que la collection de sérosité est abondante ou médiocre.

Dans le premier cas, en auscultant avec soin, on distingue dans un ou plusieurs points, mais toujours dans une très-petite étendue, des râles crépitants, tandis que dans les autres points on trouve les signes ordinaires des épanchements pleurétiques.

Dans le second cas, il arrive quelquefois que l'épanchement existe dans une portion de la poitrine, et la pneumonie dans une autre; alors les phénomènes propres à chacune de ces affections se montrent distinctement dans toute leur étendue respective.

D'autres fois, il existe simultanément dans la même région, et particulièrement à la base de la poitrine, une inflammation du parenchyme pulmonaire, et un épanchement presque toujours médiocre dans la partie correspondante de la plèvre; alors les symptômes propres aux deux affections se confondent ou sont modifiés l'un par l'autre; dans ces cas, le son est mat dans les points occupés par le liquide, et dans la même région l'auscultation fait entendre une respiration bronchique dont l'intensité va en diminuant à mesure qu'on se rapproche de la base du poumon. Si ce signe se joint à l'égophonie, on a un retentissement de la voix qui tient à la fois de l'égophonie et de la bronchophonie, ce que M. Matice désigne sous le nom de voix de jeton, parce qu'on peut reproduire ce phénomène en parlant, ayant préalablement placé un jeton entre les dents.

Chez un certain nombre de malades, aucun bruit ne se fait entendre par la respiration dans la région occupée par la matité, et ce n'est que lorsqu'on fait tousser le malade qu'on entend, après de larges inspirations, du râle crépitant ; en outre, les crachats caractéristiques ne permettront plus l'hésitation. Lorsque l'épanchement devient plus considérable, la crépitation cesse parfois d'être perçue pendant un certain nombre de jours ; elle reparaît plus tard et peut même être entendue dans les inspirations ordinaires, à mesure que la résorption du liquide s'opère. Il suffira quelquefois de déplacer l'épanchement, par exemple : en faisant varier les positions du malade, en le faisant coucher sur le ventre, sur les genoux, sur le côté opposé, pour que les signes de la pneumonie soient perçus ; mais il faut bien se rappeler que ce déplacement ne pourra s'opérer qu'autant que l'épanchement sera récent et qu'il ne sera pas circonscrit par des fausses membranes anciennes ou récentes.

Enfin, il est une dernière variété de la pleuro-pneumonie que nous ne faisons qu'indiquer : c'est celle dans laquelle l'épanchement pleurétique ne se forme qu'à mesure que la résolution de la pneumonie s'opère; la cessation du râle crépitant, remplacé quelquefois par de la respiration bronchique, et la diminution simultanée de la résonnance de la poitrine, pourraient faire croire que la pneumonie est parvenue au second degré; mais l'apparition de l'égophonie, et, si celle-ci disparaît, la dilatation du côté affecté, coïncidant avec un amendement notable des phénomènes généraux et locaux, ne laissent à l'observateur attentif aucun doute sur le changement survenu dans le siége de la maladie. Lorsque la pleuro-pneumonie touche à sa fin, il n'est pas rare d'entendre, à mesure que la matité diminue, un frottement plus ou moins rude. Ce bruit, après avoir duré pendant quelques jours avec des caractères évidents et tranchés, diminue et disparaît; en même temps le murmure respiratoire devient graduellement plus distinct, la sonorité de la poitrine se rétablit plus lentement, et dans quelques cas, enfin, si l'épanchement a été très-abondant, il survient un rétrécissement du thorax.

Dans la description que nous venons de donner, nous avons été à la fois et trop long et trop bref; mais si nous avons passé rapidement sur certains points admis, nous avons voulu nous étendre un peu plus sur d'autres qui sont contestés, et nous nous sommes efforcé de n'émettre aucune assertion qui ne fût basée sur l'observation; tant il est vrai qu'elle seule peut nous donner des connaissances solides,

Traitement de la Pneumonie.

La thérapeutique, a dit Barthez, est la science des indications ; tout, en effet, doit tendre à découvrir les motifs raisonnés d'après lesquels les remèdes sont mis en usage ; sans cette réflexion sur la convenance essentielle des moyens curateurs, le médecin est réduit au rôle d'un empirisme grossier. La thérapeutique ne consiste point, en effet, dans un catalogue de drogues et de formules, mais bien dans un ensemble de principes élevés, capables de diriger le praticien au milieu des individualités morbides sans nombre que la nature humaine présente à son observation.

La nature guérit les maladies : Νούσων φυσις ιητηρ. La nature, dit Hippocrate[1], est le premier médecin des maladies, et ce n'est qu'en favorisant ses efforts que nous obtenons quelques succès. Les iatro-mécaniciens niaient les forces médicatrices, et prétendaient y suppléer par une thérapeutique spéciale ; ils chassaient du corps humain toute puissance providentielle, comme les Épicuriens l'avaient chassée de l'univers. Il ne faut pas tomber dans l'exagération contraire, dire que toute thérapeutique est inutile, et laisser aux soins de la nature la curation des maladies.

[1] Traité de l'aliment.

Le médecin doit, au contraire, distinguer les cas où la nature est assez puissante pour triompher seule de l'affection morbide, de ceux où elle serait impuissante. Il ne faut pas, en effet, attribuer à la nature une volonté prévoyante, comme l'ont fait les animistes; ses actes sont dirigés par des lois primordiales nullement changées par les accidents variés dont le corps vivant est si souvent l'objet, de sorte que les lois elles-mêmes peuvent parfois favoriser le mode d'action de certaines causes morbifiques, ou bien rester impuissantes.

Il faut donc se baser, pour le traitement, sur l'examen raisonné des malades, sur la recherche et l'appréciation des circonstances qui ont précédé la maladie; en un mot, il faut se baser sur les indications.

Ce serait commettre une grande erreur que de faire découler les indications uniquement du genre de la maladie. Il est d'autres circonstances, nos maîtres nous l'enseignent, dont il faut tenir compte, circonstances, soit inhérentes au sujet lui-même, telles que l'âge, le sexe, le tempérament, la constitution, les diathèses, l'état des forces; soit placées en dehors du malade, mais dont il subit l'influence, comme la nature de la cause pathogénique, celle de la constitution médicale régnante, de l'épidémie, etc..... Parmi ces circonstances, il en est une — n'importe d'où elle dérive, de l'individu lui-même ou des conditions extérieures — qui toujours, à bon droit, réclame l'intervention du médecin pour lui commander de diriger le traitement dans tel ou tel sens : il s'agit de la forme que revêt la maladie qu'il a à combattre.

Ce que nous venons de dire s'applique en tous points à la pneumonie.

Parmi les agents thérapeutiques, les uns sont spécialement dirigés contre la maladie elle-même, les autres sont destinés à combattre certains phénomènes prédominants ou certaines complications survenues pendant son cours; mais avant d'étudier l'action de chaque moyen, nous ne pouvons nous dispenser d'entrer dans quelques détails au sujet de deux causes qui viennent imprimer à la maladie un caractère particulier, et souvent font éprouver au traitement de profondes modifications; nous voulons parler de la constitution médicale et de l'épidémie.

Beaucoup de médecins, de nos jours, croient que épidémies et constitutions médicales ou épidémiques sont la même chose; essayons de les différencier brièvement.

Bien que les premières paraissent quelquefois une simple exagération des constitutions médicales, on pourra toujours les distinguer à ce caractère, qui est fondamental: l'épidémie consiste en une maladie entière, identique en tous points à elle-même; sous une constitution médicale, au contraire, ce n'est pas une maladie unique que l'on voit régner, mais un groupe d'affections différentes les unes des autres, toutes liées entre elles par leur nature, et par là nous entendons une similitude tirée de la marche, de la terminaison et du traitement; ce n'est pas une maladie accidentelle, mais bien les maladies ordinaires modifiées. Si les constitutions médicales et les épidémies sont le plus souvent distinctes, il peut cependant arriver qu'elles se développent en même temps, et même on a observé qu'une constitution très-peu accentuée est quelquefois tellement modifiée par l'apparition d'une épidémie, qu'elle disparaît tout à fait pour lui céder sa place.

Deux maladies épidémiques, de même que deux maladies contagieuses, peuvent régner contemporainement. Quelquefois aussi une maladie épidémique s'associe avec une maladie contagieuse, et *vice versâ*. Une maladie épidémique dégénère souvent en contagieuse, comme la péripneumonie et l'angine; et une maladie contagieuse peut prendre à son tour le caractère épidémique, comme la variole et la rougeole.

Pour le traitement de la forme catarrhale, nous renvoyons à celui de la broncho-pneumonie. Avant d'aborder celui de la forme épidémique, disons quelques mots de l'hygiène des épidémies. On suivra un régime tonique; les aliments seront sains, reconstituants, pris en quantité modérée; on évitera de sortir le matin et le soir, et surtout on devra avoir soin de ne sortir qu'après avoir pris quelques aliments. On prendra un peu d'exercice en plein air, et on aura soin surtout d'éviter toute espèce d'excès, aussi bien ceux de la table que ceux du lit.

Quant au traitement particulier de la pneumonie épidémique, c'est alors qu'il faut de la sagacité, une observation attentive, et surtout une méthode d'analyse irréprochable pour séparer, diviser les symptômes, pour ensuite les rapprocher, les grouper de telle ou telle façon, et tâcher ainsi de pénétrer le génie de l'épidémie, l'*ens epidemicum* des anciens.

Si, au début, on ne parvient pas à faire le traitement qui convient à la forme épidémique qu'on a sous les yeux, tout au moins devra-t-on s'efforcer de ne pas faire un traitement irrationnel. C'est alors que l'étude des indications thérapeutiques tirées, comme nous l'avons dit plus haut, de la forme de la maladie et de diverses circonstances inhérentes au sujet, telles que la vigueur, la constitution, le tempérament...., seront d'un grand secours au praticien. Il faudra enfin tenir compte des complications qui se présenteront, et ne pas négliger les caractères plus ou moins insidieux que revêtent parfois les épidémies.

Si nous consultons l'histoire des diverses épidémies de pneumonie, nous verrons que les saignées modérées et faites dès le début ont été reconnues utiles par un grand nombre d'auteurs, d'autres les ont déclarées nuisibles; quelques-uns n'en font pas mention, d'autres enfin ont admis la saignée suivant l'aspect général que présentait la maladie, le tempérament ou la constitution du malade, principes que nous avons émis plus haut.

Presque tous sont d'accord sur l'emploi de l'émétique dès le début et surtout s'il y a des signes de gastricisme, ensuite sur celui de l'éméto-cathartique ou des minoratifs. Ils mentionnent les boissons légèrement diaphorétiques, les loochs avec le kermès minéral pour provoquer l'expectoration ou pour appeler les sueurs, d'après cet aphorisme : « *Quo natura vergit, eo conducendum.* »

Quelques-uns proposèrent les sangsues aux veines hémorrhoïdales. Ortica fit pratiquer avec succès des frictions mercurielles sur la poitrine.

Tous enfin recommandent l'usage des vésicatoires sur le lieu de la douleur et aux jambes, appliqués non dès le début, mais dans le progrès de la maladie (Ozanam). On recommande aussi de réprimer la diarrhée trop forte par le moyen de la thériaque et des absorbants tels que le cachou, ainsi qu'on le pratiqua en 1564. Si l'épidémie a de la tendance à jeter les malades dans l'adynamie, on pourra employer avec succès un médicament vanté surtout dans ces dernières années et impatronisé par nos voisins d'outre-Manche; nous voulons parler de l'alcool à doses fractionnées. Si les malades présentent des accidents nerveux très-prononcés, on aura recours à la grande classe des antispasmodiques, et on donnera de préférence l'éther, le camphre, le musc, l'opium.

Si on rencontre quelques complications, comme les aphthes, on les traitera isolément. Avant de terminer, nous devons prévenir les praticiens du peu de succès qu'obtiendront souvent au début les méthodes thérapeutiques employées, mais il ne faut pas se décourager ; l'habileté, la hardiesse même ne sont pas toujours les seules clefs du succès, il faut encore quelque chose de plus, la persévérance dans les moyens que l'on a choisis.

Enfin, pendant la convalescence, il faudra surveiller les malades de très-près, empêcher ou tout au moins essayer de prévenir les rechutes ou les recrudescences, les alimenter d'une façon regulière, et, s'ils ont été affaiblis, choisir parmi les cordiaux ceux qui peuvent être le plus efficaces, comme les vins généreux...

Au point de vue du traitement, nous diviserons les pneumonies en deux grandes classes :

1° Pneumonies guérissant sans l'intervention du médecin ; parmi elles se trouve la synoque péripneumonique de M. Marrotte ;

2° Pneumonies qui réclament les secours de l'art.

PNEUMONIES QUI GUÉRISSENT PAR L'EXPECTATION.

M. le docteur Marrotte, dans un article fort bien fait, publié dans les *Archives* (1855, tom. IV, pag. 1), a essayé de démontrer que la pneumonie pouvait se montrer comme localisation, sur le poumon, de la synoque, ou en d'autres termes que la synoque péripneumonique n'est qu'une variété de ce qu'il appelle la synoque accompagnée (*synochus comitata*), par opposition à la synoque simple. L'auteur a voulu jeter quelque lumière sur la question si universellement agitée du traitement de la pneumonie par l'expectation, que celle-ci ait été expérimentée sous son véritable nom ou sous le nom fallacieux de méthode homœopathique, qui est la négation de toute thérapeutique, bien que, comme le jardinier dont parle Horace, elle s'agite beaucoup pour avoir l'air d'agir tout en ne faisant rien. Il a voulu prouver qu'il existe une pneumonie de nature essentiellement bénigne, contre laquelle les médications actives sont habituellement inutiles et même nuisibles, puisqu'elles affaiblissent le malade beaucoup plus sûrement qu'elles ne modifient la marche ou la durée de la maladie.

Nous ne voulons pas discuter la valeur des observations de M. Marrotte, d'autant plus qu'elles sont très-exactes, et que nous sommes assez disposé à admettre, comme lui, cette forme de pneumonie. Et pour donner encore une preuve à l'appui de cette théorie, nous dirons que M. Marrotte a observé des synoques simples parfaitement caractérisées, pendant les deux ou trois premiers jours, et qu'à ce moment un point pneumonique s'était montré dans la poitrine, pour disparaître, je ne dirai pas complètement, avec la fièvre, mais pour suivre exactement les mêmes phases que si la synoque eût été simple et non accompagnée (communication orale). Cette forme admise, tout en disant qu'elle n'est pas très-commune, nous pouvons en tirer des conséquences très-grandes pour le traitement. L'inflammation du poumon, dans ces circonstances, participant de la nature bénigne de la maladie, c'est-à-dire atteignant bien rarement les limites extrêmes du deuxième degré, et jamais le troisième degré, occupant en général une étendue limitée, étant d'une solution facile, l'expectation est permise dans cette espèce nosologique; l'expérience, plus que le raisonnement, l'a surabondamment démontré; nous irons jusqu'à dire qu'elle y est commandée. Des médications actives pourraient amender certains symptômes, enrayer la lésion, et à ce titre elles trouveraient quelquefois leur indication; mais celle-ci sera passagère, elle sera resserrée dans d'étroites limites. Si l'emploi des moyens thérapeutiques était poussé trop loin, ce serait au détriment du malade, puisqu'ils ne peuvent rien sur le type et la durée de la maladie, puisqu'ils ne peuvent lui préparer une terminaison plus favorable. Pourquoi, par exemple, créer sans nécessité une période valétudinaire d'une durée plus ou moins longue, par des évacuations sanguines abondantes, chez un malade auquel la marche naturelle de de la maladie assure une convalescence rapide ?

Mais à côté de cette fièvre pneumonique, il est une

autre variété de pneumonie que nous appellerons bénigne, non par opposition à ce qu'on entend ordinairement sous le nom de pneumonie maligne, mais nous voulons dire pneumonie peu grave et pouvant guérir sans l'intervention du médecin. Essayons, autant que possible, de déterminer les cas dans lesquels l'expectation sera permise.

Quand on trouvera une pneumonie peu étendue, s'accompagnant de phénomènes généraux peu intenses, comme une fièvre peu considérable, un pouls peu développé, mais n'offrant pas la dureté, la tension, la fréquence du pouls pneumonique; une chaleur moite de la peau, une face naturelle, ni rouge ni animée ; pas d'injection des yeux, pas de loquacité, l'expectoration se faisant facilement et qu'il n'y ait pas de dypsnée, les crachats mêlés de sang rutilant : « *Mitissimi sunt morbi pectoris in quibus sputa cruenta dejiciuntur* », l'expectoration sera commandée. Quand on n'est appelé près du malade qu'à la période d'hépatisation rouge, on devra encore s'abstenir de tout traitement, si le malade a éprouvé déjà quelques tendances aux crises, si en même temps que le souffle, qui n'acquerra jamais une rudesse, une résistance métallique, on perçoit déjà quelques signes de résolution. Enfin, nous dirons avec Magnus Huss, que quand, avec des phénomènes généraux tels que nous venons de les présenter, l'hépatisation rouge est formée, qu'elle ne tend pas à s'étendre et que la maladie remonte à cinq ou six jours, l'expectation est permise.

Mais si nous réservons un certain nombre de cas pour l'expectation, il ne s'ensuit pas qu'elle doive être une méthode applicable en tout temps, en tous lieux, sur n'importe quels sujets, et comme aussi dans n'importe quelles circonstances.

Cependant quelques praticiens, ayant une confiance aveugle et absolue dans la nature médicatrice, ont laissé à cette dernière les soins de faire tous les frais du traitement. Il y a quelques années, deux médecins pratiquaient l'expectation à Paris, à l'exclusion de toute autre méthode: c'étaient Biett et Magendie. Mais les prescriptions faites par Magendie étaient souvent violées par ses internes, qui lui substituaient la saignée et l'émétique. M. Tessier a recueilli avec beaucoup de soin 41 observations de pneumonie, depuis novembre 1847 jusqu'en août 1849, traitées par les dilutions, et aussi quelques-unes (4) par des émissions sanguines avant leur entrée à l'hôpital.

Sur ces 41 malades, nous en trouvons : 22 de 16 à 40 ans, 14 de 40 à 60, et 5 au-dessus de 60. Mais si nous lisons attentivement ces observations, nous voyons que l'observation XI est relative à une pneumonie chez un tuberculeux, et l'individu a succombé aux phénomènes de consomption pulmonaire. Cependant les signes donnés par l'auteur se rapportent pour nous à un passage à l'état chronique, sur lequel serait venu se greffer un état aigu; par conséquent il faut compter ce malade au nombre des insuccès, ce qui nous donne 4 morts sur 41 malades. Si ensuite nous examinons la gravité générale des pneumonies traitées, nous verrons qu'elle ne devait pas inspirer des craintes sérieuses; c'est ce qui fait que M. Tessier a pu les traiter par l'expectation ou par sa fameuse méthode homœopathique, sans manquer à sa conscience. Et la preuve qu'il en est ainsi, c'est que nous trouvons un cas de pneumonie grave qui se termine par la mort, et aussitôt nous voyons M. Tessier employer l'émétique à haute dose, les vésicatoires sur le côté. Mais si on venait nous contester que les pneumonies de M. Tessier étaient peu graves et de celles qui peuvent guérir sans traitement, nous ferions remarquer tout de suite que deux de celles qui présentaient des *symptômes alarmants*, M. Marrotte les a placées, dans son mémoire, au nombre des synoques péripneumoniques, En outre, nous trouvons une grande quantité de malades présentant ces sueurs profuses, cette chaleur humide de la peau, ce sang rutilant mêlé aux crachats, signes favorables pour le pronostic.

En résumé, nous trouvons 41 malades; 4 ont été saignés avant leur entrée, tous ont guéri; 37 ont été soumis à divers modes de traitement, ce qui donne pour résultat: guéris 33, morts 4, ou 4/37, ou 1/9,25. Ainsi, nous voyons que les résultats de M. Tessier ne sont pas aussi brillants qu'on pourrait le croire, en consultant simplement les chiffres.

M. le professeur Grisolle, voulant, en 1840, trancher cette question si souvent débattue du traitement de la pneumonie, a laissé marcher 11 pneumonies sans traitement, et en il est arrivé à ces conclusions, que les symptômes locaux et la douleur surtout ont eu une durée très-longue, tout à fait disproportionnée avec l'intensité de la fièvre et l'étendue de la lésion pulmonaire. L'engorgement s'est résolu très-difficilement. Quoique aucun des malades n'ait succombé, il est inutile de dire que M. Grisolle n'attribue point ce résultat à ce qu'il n'a employé aucun traitement actif, il se l'explique plus naturellement par la bénignité des symptômes. Dans les faits analysés, il s'agit de pneumonies guéries malgré les moyens qu'on leur oppose; ces faits, favorables à toutes les méthodes, ne sauraient par conséquent prouver l'efficacité d'aucune d'elles.

Pour faire la contre-épreuve de l'observation précédente, M. Grisolle a ensuite soumis à un traitement énergique, dès le début, 14 pneumonies qui auraient également pu guérir par l'expectation, et il a observé le contraire de ce qu'il avait vu précédemment, et cela en vue des phénomènes locaux disparaissant sinon en même temps que la fièvre, du moins persistant peu de temps après.

Les faits précédents, quoique peu nombreux, ont cependant leur enseignement clinique : ils prouvent, en effet, qu'il est utile d'intervenir dans le traitement de la pneumonie, et d'intervenir plus activement que ne le ferait supposer tout d'abord la bénignité apparente de la maladie. Et si en outre on tient compte de cette circonstance, que la mortalité est d'autant plus grande que la thérapeutique est intervenue plus tardivement, on aura une raison de plus pour admettre que la pneumonie réclame très-souvent une médication active dès le début.

Le premier document en faveur de l'expectation, venu d'Allemagne, fut publié par le docteur Dietl, en 1849. — Il eut à traiter 380 pneumonies: par la saignée 85, guéris 68, morts 17, ou 20,4 °/₀ de mortalité; — par le tartre stibié 106, guéris 84, morts 22, ou 20,7 °/₀ de mortalité; — par les moyens simplement diathésiques 189, guéris 175, morts 14, ou 7,4 °/₀. Avant d'aller plus loin, voyons quelle est la signification de ces résultats. M. Dietl a-t-il pris exclusivement les plus graves pour les traiter par la saignée ou l'émétique, en réservant les plus bénignes pour les laisser marcher seules? S'il en est ainsi, nous trouvons que la moyenne de la mortalité est considérable. On atténuerait ce résultat, si, comme cela arrive souvent dans nos hôpitaux, la médication que l'on fera subir au malade est imposée au médecin par la période où en est arrivée la maladie. Si nous examinons les nouvelles recherches que Dietl a publiées en 1852, nous trouvons 750 pneumonies traitées de 1847 à 1850 par l'expectation, parmi lesquelles 69 morts, ce qui donne une mortalité un peu moindre de 1/11. Or, comparons ce résultat, quand tous les malades indistinctement sont soumis à l'expectation, et celui de 7 %, quand seulement une partie a été soumise à ce genre de traitement, et nous verrons que, dans le premier cas, la mortalité est beaucoup plus considérable que dans le second, ce qui veut dire donc que le genre de traitement, d'une façon générale, a été moins approprié quand on a laissé toutes les pneumonies guérir seules, ou quand on n'en a laissé marcher qu'un certain nombre, les autres ayant subi un traitement plus ou moins actif. Si on jette un coup d'œil sur les propositions émises par l'auteur, et qui sont en contradiction flagrante avec l'observation la plus vulgaire, on pourra mettre en doute ces résultats. S'il eût déclaré la saignée non applicable, nuisible même à un certain nombre de pneumonies, dans quelques-unes de ses formes, ainsi que dans le cours de certaines constitutions médicales, il eût émis une opinion vraie, et nul ne se fût levé pour le contredire. Mais faire de la saignée un remède toujours nuisible, et ne lui trouver dans la pneumonie que d'autres effets de supprimer ou de diminuer la toux, l'accuser d'exciter des sueurs qui seraient toujours fâcheuses, de favoriser l'extension de la maladie et son passage à la suppuration, la signaler comme provoquant ou hâtant le développement de toutes les complications : n'est-ce pas là de ces propositions qui peuvent faire fortune auprès de certains esprits faciles, mais qui sont répudiées aussitôt et frappées du sceau de l'erreur par tous ceux qui ont un peu observé !

Ajoutons enfin que les matériaux qui ont servi à l'édification du travail de Dietl ont été contredits dans l'enceinte même de l'hôpital de Vienne. M. Mittchell dit en effet que, de 1847 à 1856, la mortalité de la pneumonie, à l'hôpital-général de Vienne, s'éleva à 24,4 %, que la moyenne annuelle oscilla autour de cette moyenne générale. Elle fut de 20,8 en 1850, de près de 21 en 1854, et même de 31 en 1856. (*Gaz. méd.*, 1859.) Nous mettons sous les yeux du lecteur le tableau dressé par M. Mittchell lui-même.

DIVISIONS médicales.	MALADES traités.		MORTS.		RAPPORT %.		MOYENNE générale.
	hom.	fem.	hom.	fem.	hom.	fem.	
1o........	57	16	14	8	24,5	50	30,1
2o........	36	34	6	7	16,6	26,06	18,6
3o........	46	11	15	3	32,6	27,2	31,5
4o........	19	37	6	9	31,5	24,3	26,7
5o........	37	30	8	7	21,6	26,6	22,4
6o........	69	25	16	4	23,2	16,0	21,2
Div. spéciale.	82	39	11	6	13,4	15,4	14,3
	346	192	76	44	21,9	22,9	22,3

La thérapeutique fut réglée sur l'intensité de la maladie ; dans la division spéciale des maladies de poitrine, où la moyenne est la plus favorable, le traitement fut expectant : repos, abstinence de tout aliment pendant toute la durée de la maladie, eau pour boisson, parfois une émulsion simple; si la sécrétion bronchique était abondante, émétique ou ipécacuahna à hautes doses.

Le docteur Schmidt, influencé par les opinions et les succès de Dietl, traita 47 malades par sa méthode : le chiffre de la mortalité s'éleva à plus de 23 %.

Le docteur C. de Bordes, autre médecin hollandais, voulut aussi imiter la pratique de Dietl. Il en publia les résultats en 1855, et il est porté à suspecter la statistique de Dietl. Ainsi, ces résultats magnifiques qu'aurait obtenus le médecin allemand, ont été aussi bien contredits en Hollande que dans l'enceinte même de l'hôpital de Vienne.

Wunderlich rendant compte, en 1857, du mouvement des malades qui, pendant cinq années, furent traités à l'hôpital de Leipzig, a trouvé que chez ceux qui furent traités par les saignées la mortalité fut de 6,38 %, tandis qu'elle s'éleva à 17,10 % chez les malades qui ne furent pas soumis aux émissions sanguines. N'oublions pas ces résultats et opposons-les à ceux qu'on produit pour prouver l'inutilité de l'intervention médicale.

Enfin, M. Bennett, dans la période la plus aiguë de l'excitation fébrile, se borne à prescrire des boissons douces et de petites doses de préparations salines, dans le but de diminuer la viscosité du sang. Aussitôt que le pouls devient mou, il nourrit ses malades; il a soin de favoriser les mouvements critiques. M. Bennett dit qu'avec cette méthode de traitement, mise en usage pendant 6 ans sur 78 malades atteints de pneumonie et dont l'âge moyen était un peu au-dessous de 31 ans, il n'avait eu sur ce nombre que 3 décès, ce qui fait une mortalité de 1 sur 26, proportion considérable et que n'aurait donnée aucune autre méthode de traitement.

Si nous voulons rapprocher les recherches que nous avons faites sous la direction de notre bien-aimé maître M. Matice, nous dirons que dans l'espace de 3 années nous avons vu traiter 146 pneumonies, 112 hommes et 34 femmes ; quant aux âges, les malades sont ainsi répartis :

Hommes : de 16 à 40, 61 ; — de 40 à 60, 38 ; — au-dessus de 60, 13.
Femmes : de 15 à 40, 8 ; — de 40 à 60, 10 ; — au-dessus de 60, 16.

Ainsi, nous trouvons les femmes entrant dans la statistique pour un tiers ou un peu plus, quoique la salle qui leur est destinée contienne, en temps ordinaire, 7 malades de plus que la salle des hommes. De plus, faisons remarquer que la quantité des malades qui ont dépassé 60 ans se trouve de 29 (13 hommes et 16 femmes), ce qui fait à peu près le 1/5 du nombre total, tandis que dans les faits de M. Tessier ils n'y entrent que pour 1/8. En rapprochant les résultats que nous avons obtenus au moyen des émissions sanguines, sur des pneumonies présentant une grande gravité, et que M. Matice n'eût pas voulu laisser marcher seules sans compromettre sa conscience, nous trouvons, de 16 à 48 ans et nous donnant une moyenne d'environ 28 ans, 45 malades, dont 43 guérisons et 2 décès, ce qui fait 1 mort sur 23 malades; et, comme nous l'avons établi, ces pneumonies n'étaient pas de celles qu'on peut appeler *bénignes*. Ces 45 malades ont donc été soumis à des émissions sanguines en rapport avec l'étendue de la lésion, l'intensité de la fièvre, la vigueur du sujet, etc.....

20 malades dans les mêmes conditions d'âge que ceux dont nous venons de parler, c'est-à-dire de 16 à 40 ans (18 hommes et 2 femmes), ont été soumis dans le même service à l'expectation; la moyenne de l'âge était d'environ 27 ans et demi : 19 sont guéris, 1 seul est mort; ce qui donne une mortalité de 1 sur 20. Et si nous consultons l'observation de ce malade, nous trouvons qu'il est affecté d'une pneumonie franche, mais qu'il est dans un état de tuberculisation très-avancé; en effet, on trouve les poumons farcis de tubercules, et à droite deux cavernes assez considérables. En outre, il n'est entré à l'hôpital que le huitième jour de sa maladie et est mort le lendemain de son entrée; et s'il doit entrer en ligne de compte pour l'appréciation de la méthode thérapeutique dite de *l'expectation*, nous ne pouvons le compter si nous vou-

lons nous faire une idée exacte de l'expectation telle que la pratique M. Matice. Pour qu'elle puisse, en effet, avoir quelque valeur dans le traitement d'une maladie, il faut que le médecin ait été libre de la choisir ou de la rejeter ; or, dans ce cas, la méthode de traitement est imposée au médecin, puisque le malade est apporté mourant à l'hôpital.

Voyons maintenant les résultats que donne l'expectation, en la considérant comme méthode exclusive de traitement : 45 malades ont été soumis à cette médication, nous dirons même que quelques-uns l'ont subie, soit parce qu'ils n'ont pas appelé de médecin chez eux, soit parce qu'ils ont été apportés mourants à l'hôpital ; sur ces 45 malades, 11 sont morts, ce qui fait à peu près un quart. Ils sont ainsi répartis : 35 hommes, 10 femmes. Au point vue de l'âge, nous trouvons : 18 hommes de 16 à 40 ans, guéris 17, mort 1 ; — 12 de 40 à 60, guéris 7, morts 5; — 5 au dessus de 60; guéris 3, morts 2 ; — 2 femmes de 16 à 40, guéries 2 ; — 4 de 40 à 60, guéries 2, mortes 2; — 4 au-dessus de 60, guéries 3, morte 1. Tels sont les résultats généraux obtenus. Mais consultons les observation des décès, et voyons dans quelles conditions la maladie a été abandonnée à elle-même.

En 1863, 21 malades ont été traités par l'expectation, 16 hommes, 5 femmes; 16 sont guéris, 5 sont morts; ce qui rentre dans les résultats que nous avons énoncés. Parmi les morts, 4 hommes et 1 femme :

1° Pneumonie double chez un individu présentant quelques tubercules; entré à l'hôpital le dixième jour de sa maladie, mort le lendemain.

2° Broncho-pneumonie chez un individu présentant également des tubercules ; entré le septième jour, mort le lendemain de son entrée.

3° Pneumonie 2/3 inférieurs du poumon gauche, chez un vieillard de 64 ans.

4° Pneumonie du poumon droit chez un homme de 54 ans, vigoureux; entré le huitième jour, mort le lendemain. Il avait du délire qui ne cessa qu'à la mort; la pneumonie était en suppuration. Si on venait nous contester cette notion, nous dirions qu'elle a été confirmée par l'examen nécroscopique.

5° Pleuro-pneumonie à droite ; entrée le septième jour, morte trois jours après son entrée; on ne lui a appliqué que quelques ventouses sèches.

En rapprochant ces cinq faits les uns des autres, nous constatons que trois des malades ont succombé le lendemain de leur entrée à l'hôpital, on n'a pu leur faire aucun traitement ; s'ils étaient entrés plus tôt, comment auraient-ils été traités? C'est ce que nous pouvons dire, mais notons seulement le fait. Un quatrième n'est entré que le septième jour, alors qu'on ne pouvait plus recourir à un traitement actif; nous devons donc, pour nous faire une idée exacte de l'expectation elle que la comprend M. Matice, retrancher les 3 malades morts le lendemain de l'entrée, ce qui fait 1 décès sur 9 malades.

En 1864, 18 malades ont été traités par l'expectation: 14 hommes, guéris 12, morts 2; 4 femmes, guéries 2, mortes 2, ce qui donne 1 sur 4 1/2:

1° Broncho-pneumonie chez un vieillard de 70 ans; entré le sixième jour; mort 12 heures après.

2° Broncho-pneumonie terminée par le sphacèle du poumon; entré à l'hôpital le huitième jour; à son arrivée à l'hôpital, tout traitement énergique est contre-indiqué.

3° Pneumonie 1/2 supérieur droit chez une femme de 64 ans; entrée le huitième jour, morte le lendemain.

4° Pneumonie 2/3 inférieur droit chez une femme de 54 ans, bonne constitution; entrée le septième jour, morte le lendemain.

Chez ces 4 malades, M. Matice n'a donc pu choisir le traitement qu'il aurait voulu, et cela surtout chez 3 qui sont morts le lendemain de leur entrée, sans qu'on eût essayé de leur faire quelque chose. Il nous reste donc 1 mort contre 14 guérisons, ou 1 sur 15.

En 1865, nous n'avons que 6 malades, 5 hommes : guéris 3, morts 2, et une femme guérie, ce qui donne pour moyenne générale 1 sur 3:

1° Pneumonie chez un homme de 60 ans, entré le sixième jour, présentant un *subdelirinm* qui ne cesse qu'à la mort.

2° Pneumonie 2/3 inférieur droit chez un homme de 56 ans ; le début de la maladie n'est pas indiqué, le malade est mort le jour même de son entrée.

En récapitulant, nous avons 34 guéris, 11 morts ; mais si nous retranchons les décès survenus le jour ou le lendemain de l'entrée des malades à l'hôpital, il ne nous reste plus que 4 morts, ce qui donne une moyenne de 1 sur 8 1/2. Faisons remarquer, en outre, que chez tous les autres malades qui ont succombé, excepté chez 1, l'expectation a été imposée à M. Matice par les conditions dans lesquelles se trouvaient les malades.

En comparant les résultats de la mortalité chez les enfants, nous arrivons à des résultats bien différents. Nous empruntons à M. Barthez une communication qu'il a faite à l'Académie de médecine en 1862. Il termine son travail par cette conclusion : que la guérison de la pneumonie chez l'enfant est la règle générale. A l'appui de cette assertion, il cite 212 cas de pneumonies qu'il a observés à l'hôpital Sainte-Eugénie, d'avril 1854 à juin 1861. Il a seulement perdu *deux* malades. Pour un bon nombre d'enfants, la médication a été très-peu active : purgatif, vomitif, bain. — Chez 1/6e environ, la thérapeutique a présenté quelque activité, surtout comme saignées locales, sangsues appliquées sur la poitrine. Sa pratique de la ville est venue confirmer les résultats qu'il avait obtenus à l'hôpital.

M. Legendre, tout d'abord partisan de la saignée, a laissé un mémoire, publié dans les *Archives*, 1859, où il la combat. Il cite quinze observations de pneumonies guéries sans traitement. Elles se rapportent exclusivement à des enfants dont le plus jeune a 5 ans, les autres 6, 8, 10, 12,... Il vient donc confirmer les résultats de M. Barthez sur la terminaison, le plus ordinairement favorable chez les enfants ; mais on ne peut en induire que la même chose ait lieu chez l'adulte, et, du reste, les inductions en pareille matière ne sont pas permises, il faut des faits sérieusement observés autant que sainement interprétés.

Tout en ayant donné les résultats que nous a fournis l'expectation, nous ne voulons pas juger définitivement cette méthode ; nous attendrons que nous puissions comparer ces résultats avec ceux de la saignée. Cependant, disons tout de suite qu'on ne devra l'appliquer qu'aux pneumonies bénignes. Dans tous les cas, il faut tenir un grand compte des constitutions médicales. Ainsi, les pneumonies, à cette heure, n'ont plus les mêmes caractères qu'il y a vingt ans, et si aujourd'hui on saigne moins dans ces phlegmasies, ce n'est pas par esprit de système, mais c'est par nécessité, car la tolérance pour les émissions sanguines est moindre à présent. Cette impression est celle d'un grand nombre de médecins français ; c'est aussi l'opinion de deux grands praticiens anglais, MM. Alison et Gairdner.

PNEUMONIES RÉCLAMANT LES SECOURS DE L'ART.

Un malade atteint de pneumonie doit être d'abord tenu au lit, dans une chambre à une température modérée, à l'abri de tout refroidissement et de tout courant d'air; il doit être tenu à la diète tant que les phénomènes fébriles n'ont pas cédé; on doit lui prescrire le silence, et comme adjuvant d'une médication plus active on doit lui administrer une boisson tiède, prise parmi les infusions adoucissantes et pectorales, mais non à titre de spécifique, comme le voulait Baglivi : « *Fervida hæc liquorum exhibitio est mihi in secretis prodissolvendis pertinacibus visciditatibus in pleuretide epidemica et maligna, nec non in aliis pectoris morbis a tali causa pendentibus* ». Mais, hâtons-nous de le dire, les cas dans lesquels suffisent les moyens hygiéniques et les tisanes adoucissantes, sont loin d'être constants, et si l'on ne veut pas craindre de voir la maladie s'étendre et s'aggraver, il faut le plus promptement possible diriger contre elle une médication active et énergique.

Au premier rang des agents de cette médication, nous placerons les saignées générales et locales. De tout temps on les a conseillés dans la pneumonie; de tout temps aussi on en a retiré de bons effets, et après que Broussais eut dépassé, dans son traitement de l'unité gastro-entérite, toutes les hardiesses des émissions sanguines, alors même qu'on ne croyait plus au système, l'inflammation pulmonaire fut réservée par presque tous les médecins, comme réclamant l'usage de la saignée à ses plus hautes doses. Les autres médicaments furent considérés comme répondant à des indications particulières ; la saignée fut regardée comme le remède décisif, sinon définitif.

En 1849, après la période de réaction, on hésitait; Dietl fut tranchant : dans un premier travail, il proscrivit complètement la saignée ; dans un second travail, publié en 1853, il revint sur le même sujet. Nous avons vu précédemment quelle confiance on pouvait avoir dans les résultats fournis par cet auteur, nous n'y reviendrons que pour citer la conclusion suivante : « La pneumonie s'observe surtout chez des gens débilités, mal disposés aux déperditions sanguines. » Nous n'avons pas besoin de longs développements pour réduire à sa juste valeur cette assertion, qui est complètement erronée. Nous n'avons qu'à appeler à notre aide l'observation la plus vulgaire, et tout praticien qui a été à même de voir des pneumonies, saura que très-souvent les individus auront été pris au milieu de la santé la plus parfaite, la plupart du temps sans prodromes, sans que rien ait pu lui faire soupçonner l'apparition d'une phlegmasie. Du reste, nous reviendrons sur cette erreur quand nous parlerons du travail de M. Beau. Quant à la comparaison du chiffre de la mortalité avec ou sans saignée, Dietl en fait un argument dirimant. Comme si la mort, qui séduit les statisticiens, parce qu'elle se nombre et fournit des chiffres qui s'alignent, était une unité pathologique ! Terme extrême, la mortalité d'une maladie emprunte sa signification et sa raison d'être à mille conditions très-diverses que les chiffres ne représentent plus. Tout pneumonique préservé de la phlébotomie, qui meurt, est victime d'une complication ; on ne meurt pas de la pneumonie, et si Dietl n'ose pas le dire, il a l'air de le penser, on meurt du traitement. L'expectation était donc ordonnée. Wunderlich, dont nous avons déjà parlé, reprit la question. Sur 204 cas de pneumonie traités par lui à Leipzig, 36 ont succombé ; parmi les morts 3 ont été saignés, parmi les guéris 44 ont subi le même traitement ; les autres ont été traités par l'expectation. Nous avons donc pour moyenne : saignée 3/47, ou 1 sur 15 2/3; expectation 33/160, ou environ 1 sur 5. Et encore, notons que sur les 3 morts, on avait pratiqué, chez l'un une saignée de 5 à 6 onces, dans un tout autre but que celui du traitement ; le deuxième était atteint d'une affection du foie ; le troisième avait, outre la pneumonie, une péricardite, une infiltration des reins, et n'avait été mis en traitement que le cinquième jour de sa maladie.

Cette thèse fut reprise par le professeur Magnus Huss (de Stockholm). Sur 2,616 pneumoniques soumis, à l'hôpital Séraphin, à un traitement variable d'après les indications, 281 sont morts, ce qui donne pour moyenne 10 % ou 1 sur 9,4; mais dans ce nombre ne sont pas compris 95 malades apportés mourants ; en les ajoutant, nous aurons une moyenne de 1 sur 7.

Admettant presque sans restriction que la saignée est utile au stade de congestion, il pose cette question : Dans le stade d'hépatisation rouge, est-elle avantageuse, improductrice ou nuisible? Il n'hésite pas à déclarer que non-seulement elle n'est pas indispensable, mais encore qu'elle nuit. Trouve t-on des indices d'hépatisation grise, il faut se hâter d'agir, dit-il, et de mettre en usage toutes les ressources qu'on peut avoir à sa disposition.

Si nous admettons sans restriction la première proposition, nous rejetons complètement les deux dernières.

Il nous paraît inutile de poser la question de la valeur des émissions sanguines et de discuter l'opinion de M. Beau, qui en fait un moyen hyperphlogistique par excellence. Mais M. Beau n'est pas aussi exclusif que sa théorie, et en terminant son travail il dit que la saignée est utile dans les inflammations liées à la suppression d'un écoulement habituel, comme chez la femme arrivée à la ménopause, ou encore quand les inflammations s'accompagneront de phénomènes intenses de réaction, tels que céphalalgie, somnolence, dyspnée... Que M. Beau accorde à la saignée telle valeur thérapeutique qu'il lui plaira; il n'en est pas moins vrai que les restrictions que nous venons de rappeler se résument en ceci : on doit saigner quand il faut le faire. Ce principe s'accorde facilement avec ceux que nous émettrons plus loin.

La saignée, mise en pratique depuis la plus haute antiquité, a eu ses apologistes et ses détracteurs. Sydenham recommanda avec force les saignées copieuses et répétées; son exemple fut suivi par Sauvages, Cullen, Bosquillon; Borsieri parle également de larges saignées; Boerhaave exprime ainsi sa pensée: *Mittatur sanguis ex largo vulnere*. De l'autre côté, Van-Helmont les rejetait quand même.

Les émissions sanguines sont un moyen héroïque pour soulager ou pour nuire ; leur emploi est rarement indifférent. Il y a et il y a toujours eu deux manières générales de les mettre en pratique : la première est comme on dit rationnelle, c'est-à-dire qu'elle découle de la connaissance de la maladie et des lois de l'organisme; elle est dirigée par la science des indications : c'est la méthode hippocratique. Ceux qui s'en sont éloignés sont ou des systématiques ou des empiriques. Leur grand argument aujourd'hui, c'est le numérisme, c'est-à-dire le scepticisme et la négation de la science. Ces médecins (ils le disent eux-mêmes) ne tiennent pas aux doctrines, aux idées, mais aux succès. Sophisme misérable et dangereux qui pourrait bien impliquer ceci : je traite et je guéris sans savoir ce que je fais! Comment compter sur des succès ainsi obtenus? Est-ce à dire pour cela que nous voulions nier la puissance des émissions sanguines coup sur coup? Nous nous en gardons bien, nous reconnaissons au contraire que cette puissance est très-considérable. Cette méthode a, de tout temps, été mise en usage par les médecins hippocratiques, mais d'après les indications et non par une méthode exacte et exclusive, c'est-à-dire sceptique et empirique.

Passons maintenant en revue quelques-unes des questions que peut soulever l'emploi de la saignée.

Doit-on saigner dans toutes les pneumonies? Ce que nous avons dit dans la première partie du traitement, pourrait répondre complètement à cette question et nous dispenser d'y revenir une seconde fois. Cependant nous dirons que, s'aidant des caractères que nous avons mentionnés, si le praticien reconnaît que la nature pourra à elle seule faire les frais du traitement, il devra s'abstenir. Mais pour peu qu'il y ait un peu de doute dans son esprit, il devra employer une médication active et énergique. Jusqu'à quel âge faut-il saigner? — Quelques auteurs ont prescrit la saignée chez les vieillards, prétendant que les maladies qui se développent sur des sujets avancés en âge, revêtaient presque toutes la forme adynamique, et qu'en cette circonstance il était prescrit de soutenir les forces, loin de les affaiblir. Il faut reconnaître que ces craintes ne reposent pas sur une appréciation bien exacte des faits. L'adynamie, dit en effet M. Foucart (*Arch.*, 1823), ne se montre pas la compagne ou la complication presque inévitable des maladies de la vieillesse. Il ne craint pas de saigner dans la première période de leurs maladies, quand il trouve un pouls plein, dur, rebondissant; une face rouge; animée, des yeux injectés, de la loquacité, symptômes qui annoncent, dit-il, une fluxion sanguine vers le cerveau et ses annexes. Mais si les maladies de l'âge avancé peuvent exiger l'emploi des saignées, il est presque inutile de dire que non-seulement elles doivent être proportionnées à la constitution première, mais encore plus modérées que dans la force de l'âge.

Cependant, hâtons-nous d'ajouter que, sur ce point, bien des adultes sont plus affaiblis et par conséquent plus âgés que certains vieillards encore verts. Morgagni a tiré du sang à des nonagénaires ; mais il faut agir avec circonspection, et bien se rappeler que, chez le vieillard, la dureté du pouls ne commande pas nécessairement la saignée, car bien souvent elle dépend plus à cet âge des lésions cardiaques et artérielles que de la tension de la colonne sanguine elle-même. Faisons remarquer en même temps que les irrégularités et les intermittences du pouls ne les contre-indiquent pas d'une façon absolue. Il est certain, en effet, que cette altération du pouls n'est pas le résultat de la maladie actuelle ; il n'y a pas un médecin qui n'ait pu observer cet état du pouls, même chez des vieillards dont la santé est la plus parfaite.

Jusqu'à quelle époque doit-on saigner? Question mille fois posée, et à laquelle n'ont pas manqué d'absurdes et dangereuses réponses. Nous répondrons qu'on peut et qu'on doit saigner tant qu'il y a indication de le faire. C'est le mal et non le jour qu'il faut consulter, d'après ce précepte de Galien : « *Quocumque die, mittendi sanguinis scopos in ægrotante inveneris, in eodem illud auxilium adhibeto, etiamsi vel oxigesimus ab initio is extiterit.* » M. Andral[1] préconise la saignée à n'importe quelle époque. C'est aussi l'opinion de Frank ; elle est si clairement et en même temps si catégoriquement exprimée, que nous nous empressons de la reproduire ici : « *In ultimo peripneumoniæ lethalis gradu, certe nec venæ sectio juvat, nec quodvis aliud remedium juvat ; ac cum hujus aut illius vituperio inermem tam infaustis rebus artem opponimus ; interim audaces sæpe non fortuna quidem, sed consilium juvat ; nec raro quod vix dictum est sub frigidis jamjam extremitatibus, facie non vix cadaverica, pulsibusque minimis ; venam suffocanti ægro cum felici rerum exitu aperuimus, et vitæ sors unica ex cuspide hæsit lanceolæ.* » Pourtant, lorsqu'il existe des signes incontestables du troisième degré, il convient de renoncer aux émissions sanguines.

[1] Cliniq. médic., tom. II, pag. 472.

Combien de saignées faut-il faire? Chez un certain nombre de sujets, après la première émission sanguine, il pourra se manifester un amendement très-notable des symptômes principaux, et la maladie marcher vers une heureuse terminaison. Chez d'autres, au contraire, elles doivent en même temps être plus nombreuses et plus abondantes. On conçoit qu'en pareille circonstance un examen très-approfondi guidera plus sûrement le médecin que tous les conseils qu'on pourrait donner, qui, se rapportant à une individualité morbide imaginaire, ne se rapporteraient à aucun des cas qui se présenteraient. Quant à la question de l'abondance plus ou moins grande des saignées, presque tous les praticiens sont d'accord sur ce point. On devra d'abord pratiquer une émission sanguine abondante, et y revenir ou s'en abstenir suivant les cas.

A quelle distance les unes des autres faut-il les pratiquer? La règle à suivre a été véritablement posée par M. Bouillaud, et la médecine pratique lui doit un grand tribut de reconnaissance. M. Bouillaud a donc établi que les saignées devaient être rapprochées le plus possible les unes des autres, et c'est pour cela qu'il l'a nommée méthode des saignées coup sur coup. Cette méthode, hâtons-nous de le dire, a enregistré des succès très-réels, alors que les grands maîtres avaient à déplorer de grands revers. Nous allons donner en entier la formule de M. Bouillaud :

« Le premier jour, on pratique une saignée du bras de quatre palettes ; une seconde le soir de trois ou quatre palettes ; dans l'intervalle des deux saignées, on appliquera sur le côté douloureux trente sangsues ou des ventouses scarifiées, de manière à avoir trois ou quatre palettes de sang environ.

» Le deuxième jour, on fait une saignée de même quantité que les deux premières, et, si la douleur de côté persiste, on réitère l'application des sangsues ou des ventouses.

» Le troisième jour, la plupart des pneumonies sont arrêtées ; mais si la maladie résiste encore, on doit sans hésiter pratiquer une saignée du bras de trois ou quatre palettes. La pneumonie, même parvenue au deuxième degré, résiste rarement au-delà du quatrième jour ; dans les cas où il en est autrement, on peut pratiquer une nouvelle saignée ; mais, le plus souvent, il est mieux d'y renoncer et d'appliquer un large vésicatoire sur le côté malade.

» En règle générale, on ne doit renoncer aux émissions sanguines que du moment où la réaction fébrile est nulle ou presque nulle, ou que la douleur et la dyspnée ont à peu près complètement cessé.

» Les cinquième et sixième jours, il ne s'agit plus que de surveiller attentivement l'état du malade. Dans les cas les plus ordinaires, la résolution s'opère rapidement, et déjà l'appétit commence à se faire sentir. Dans quelques cas exceptionnels, une réaction, une sorte de recrudescence peut se manifester, et l'on doit alors revenir, mais avec plus de réserve, aux émissions sanguines. »

Sans nous étendre longuement sur l'appréciation de cette méthode, nous dirons cependant qu'elle a influencé très-heureusement nos mœurs thérapeutiques, et qu'à ce point de vue elle a rendu un très-grand service à la médecine.

Mais il est un fait sur lequel nous devons insister. M. Trousseau fait remarquer avec beaucoup de justesse que, dans les campagnes, la péripneumonie fait de nombreuses victimes, et c'est à la difficulté, quelquefois même à l'impossibilité où sont les praticiens de renouveler convenablement les saignées, qu'il faut en partie attribuer cette mortalité. Le médecin, presque toujours appelé très tard, pratique une saignée, et souvent il ne peut voir son malade que 24 ou 36 heures après. Alors il répétera la saignée, à moins que son malade soit trop faible, ou que la maladie ait fait des progrès considérables. Il en est alors réduit au tartre stibié, aux vésicatoires,.. à une époque où l'issue est certaine pour lui. Comment pourrait-il remédier à cet état de choses et suppléer à une seconde saignée, qu'il aurait dû faire quelques heures après sa première visite ? Dans ces circonstances, il pourra prescrire une forte application de sangsues, en ayant soin de donner toutes ses instructions pour que le sang coule en abondance; et si nous nous rappelons que, dans toutes les phlegmasies, et surtout dans celles qui sont très-intenses, le sang est fortement coagulable, il pourra parfaitement se faire que l'écoulement sanguin ne soit pas aussi fort qu'on l'aurait désiré. — On pourra y remédier de la manière suivante : au lieu de faire une seule application de sangsues, on pourra les diviser en deux ou trois, faites à des intervalles fixés d'avance, tout en recommandant de la façon la plus expresse de les faire couler le plus longtemps possible; on insistera également beaucoup pour qu'on ne viole pas les premières lois de l'hygiène, en exposant le malade à des refroidissements.

Quel effet doit-on attendre des saignées? M. Chomel[1] répond qu'elles ont le double avantage de modérer l'inflammation d'un viscère enflammé, et de diminuer autant que possible son travail physiologique.

Les saignées locales trouvent aussi leur indication dans cette affection : ainsi, quand on aura un sujet débilité qu'on craindra d'affaiblir par une saignée générale, on pourra s'en tenir à une application de ventouses scarifiées ou de sangsues. Mais très-souvent on les associe aux saignées générales, et c'est sur le point douloureux qu'on les prescrit; elles ont l'immense avantage de faire disparaître promptement la douleur

[1] Dict. en 30 vol., tom. XXV.

de côté. Elles doivent aussi être employées dans les cas où la pneumonie reconnaît pour cause la suppression d'une hémorrhagie habituelle, et cela le plus près possible de la surface par laquelle cette hémorrhagie avait lieu.

Voyons maintenant les résultats obtenus par la méthode des saignées.

M. Louis (*Arch.*, nov. 1828) dit que le traitement commencé les deux premiers jours d'une péripneumonie, peut en abréger beaucoup la durée; tandis que, ces deux jours passés, il importe assez peu de le commencer un peu plus tôt ou un peu plus tard, et, dans ce dernier cas, ajoute-t-il, l'examen approfondi des faits montre que l'influence de la saignée est en général limitée. Néanmoins cette influence existe, puisque la durée de la maladie a été abrégée, surtout lorsque le traitement a été commencé à une époque voisine du début. M. Grisolle a confirmé cette proposition.

Les malades traités d'après l'ancien système ont fourni une mortalité considérable. Ainsi, sur 123 pneumonies recueillies par M. Louis, dans le service de M. Chomel, 43 succombèrent. — Sur 90 malades reçus en 1829 dans le service de M. Guéneau de Mussy, 38 succombèrent. — En 1822, 63 individus atteints de pleuropneumonie, furent saignés par M. Bertin, à l'hôpital Cochin ; 16 moururent. — Il résulte d'un relevé publié par M. Cayol lui-même, que sur

24 pneumonies saignées dans son service, 6 eurent une issue fatale. Ainsi, sur ces 300 pneumonies, 100 succombaient, ce qui donne une mortalité de 1 sur 3.

M. Bouillaud a publié dans sa *Philosophie médicale* (pag. 252), les résultats qu'il a obtenus sur 152 malades atteints de pneumonie, traités par sa méthode : 18 ont succombé, ce qui forme uno mortalité de 1 sur 8,5. Sans comparer d'une façon absolue ces chiffres, ce qui ne nous donnerait aucune notion exacte, nous dirons cependant que les résultats de M. Bouillaud sont de beaucoup supérieurs à ceux de l'ancienne méthode. Pour lui et pour beaucoup d'autres, la question de la veine à ouvrir est peu importante; ce qu'il y a d'essentiel, c'est qu'on tire du sang.

Comparons maintenant nos résultats à ceux de M. Bouillaud et à ceux des autres méthodes.

Sur les 146 malades dont nous avons parlé, 81 ont été traités par la saignée, soit seule, soit accompagnée de ventouses scarifiées, de sangsues, tartre stibié, kermès, ou autres. — Nous trouvons 61 hommes, 20 femmes ; les 61 hommes sont ainsi répartis, d'après les âges : de 16 à 40 ans 39 ; guéris 37, morts 2 ; —de 40 à 60, 18; guéris 15, morts 3;—au-dessus de 60, 4 ; guéris 3, mort 1. — Les femmes le sont de la manière suivante : de 16 à 40, 6 ; guéries 6 ; — de 40 à 60, 5 ; guéries 4, morte 1. — au-dessus de 60, 9 ; guéries 6, mortes 3, ce qui nous donne une mortalité de 1 sur 10, à peu près, pour les hommes, et 1 sur 5 pour les femmes, et une mortalité moyenne de 1 pour 8 à peu près. Mais nous ne pouvons nous contenter de ce chiffre brut qui, par lui-même, ne nous fournit aucune notion exacte, et il nous faut entrer dans quelques détails pour montrer si réellement la saignée a produit de bons résultats au point de vue de la durée de la maladie et de la convalescence. En 1863, 30 malades ont été traités par cette méthode : 22 hommes (15 de 16 à 40, 6 de 40 à 60, 1 au-dessus de 60) et 8 femmes (2 de 16 à 40, 30 de 40 à 60, 3 au-dessus de 60) ; 29 ont guéri, 1 seul est mort, ce qui donne pour cette année une mortalité de 1 sur 30 à tous les âges. Si nous comparons ce résultat à ceux obtenus par les médecins qui font de l'expectation, et en particulier à celui de M. Bennett, qui est de 1 mort sur 26 malades, nous voyons que notre moyenne est plus favorable que celle de cet auteur.

Mais si nous voulons tirer une conséquence de l'examen de ces résultats, nous dirons que l'on ne peut se baser sur un petit nombre de faits, car il pourrait se faire que dans un espace de temps limité on eût une série de malades qui, soit par la gravité de la maladie, soit par d'autres circonstances tout à fait indépendantes de la volonté du médecin, comme la date de leur entrée à l'hôpital, fussent traités par une méthode déterminée; et alors les succès obtenus, comme aussi les insuccès, pourraient venir confirmer ou infirmer cette méthode.

Le seul malade qui soit mort est un homme de 36 ans, atteint d'une pneumonie catarrhale ; le quatrième jour de sa maladie on lui fait une saignée, à la suite de laquelle il se trouve très-bien ; cinq jours après, la pneumonie prend subitement la forme asphyxique, et le malade meurt en moins de douze heures. Parmi les 29 guéris, 11 ont été soumis à des émissions sanguines seules ou générales et locales. Nous trouvons d'abord dans ce nombre 4 pneumonies doubles, 1 pneumonie catarrhale; les autres affectent indistinctement l'un ou l'autre poumon. 3 malades ont été traités le troisième jour de l'invasion, 2 le quatrième jour, 3 le sixième, 1 le septième et 1 le huitième. Les émissions sanguines ont varié de 3 palettes à 10 palettes, les ventouses scarifiées de 8 à 10, une seule application de 24 sangsues a été faite. Un d'eux a eu une rechute; elle a été traitée par la saignée, comme la première fois, et avec autant d'avantage. Chez presque tous, la convalescence a eu lieu le septième, le huitième ou le neuvième jour; chez un seul malade affecté de pneumonie double et entré en traitement le sixième jour, elle ne commença que le onzième jour. Chez tous, on a remarqué une amélioration très-grande, surtout dans les phénomènes généraux, surtout après la première ou la seconde saignée, et la résolution de l'état local s'est faite promptement.

18 ont été saignés et émétisés; chez l'un, la date de la convalescence n'est pas indiquée : parmi les

autres, 7 ont été traités le troisième jour; on a tiré de 3 à 9 palettes de sang; chez 2, il y a eu dix ventouses scarifiées, et chez 2, enfin, l'émétique a été remplacé par le kermès et le camphre; la convalescence a eu lieu quatre fois le septième jour, deux fois le huitième et deux fois le neuvième; il y avait une pneumonie double; 2 ont été traités le cinquième jour; ils ont perdu : l'un 600 grammes, l'autre 700 grammes de sang; la convalescence est survenue : pour le premier, le huitième jour; pour le second, le neuvième; — 6 ont été traités le sixième jour; il a fallu faire au moins deux saignées; la convalescence a eu lieu, chez 1 le septième jour, chez 2 le huitième, chez 2 le neuvième, chez 1 le onzième.— Enfin, 1 n'a été traité que le huitième jour; la convalescence s'est déclarée le surlendemain de son entrée, après une seule saignée de 250 gram.

En 1864, 39 ont été saignés : 33 hommes, 6 femmes; 34 guéris, 5 morts ou 1 sur 8, ainsi répartis : hommes, de 16 à 40, 20; guéris 19, morts 1;—de 40 à 60, 11; guéris 10, mort 1;—au-dessus de 60, 2; guéris 1, mort 1.—Femmes: de 16 à 40, 2; guéries 2;—de 40 à 60, 2; guérie 1, morte 1; —au-dessus de 60, 2; guérie 1, morte 1.

Les cinq décès présentent les particularités suivantes : 1° traité le troisième jour, mort le huitième après une sédation considérable amenée par l'émétique; 2 saignées, ventouses scarifiées;—2° traité le sixième jour; 2 saignées, à la suite desquelles le malade se trouve très-soulagé, mort le huitième jour; — 3° traité le troisième jour; après une saignée, le malade va beaucoup mieux jusqu'au huitième, puis il survient du muguet, qui persiste jusqu'à la mort, le quatorzième jour; — 4° traité le troisième jour; deux saignées, puis du muguet survient, et la mort arrive le treizième jour; — 5° traité le troisième jour, mort le dixième; trois saignées, à partir du cinquième jour délire persistant.

Parmi les guéris, 4 ont été traités par les ventouses scarifiées seules; 1 le quatrième jour, 2 le septième, 1 le huitième. Le premier n'entre en convalescence que le quinzième jour, les autres conservent longtemps encore après la cessation des phénomènes généraux, des signes d'induration pulmonaire.

12 ont été traités par la saignée seule. Ils nous présentent les mêmes particularités que ceux de l'année précédente; mais remarquons que la convalescence est beaucoup moins longue à se manifester que chez les 4 malades qui n'ont été soumis qu'aux saignées locales. Enfin, 18 ont été saignés et ont pris en même temps, soit de l'émétique, du kermès, du camphre. Ceux qui ont pu être traités le troisième ou le quatrième jour, entrent en convalescence le septième ou le huitième jour; ceux qui, au contraire, n'ont pu être traités que le cinquième, le sixième ou le septième jour, voient la convalescence arriver le septième, le huitième,

ou attendre le neuvième ou le dixième jour? En 1865, 12 malades ont été traités de la même façon : 6 hommes; guéris 4, morts 2. 6 femmes ; guéries 4, mortes 2, ce qui donne une moyenne de 1 sur 3.

Dans les 4 décès, se trouvent : 1° pneumonie droite, pouls petit, filiforme, raide; 36 inspirations; après trois saignées le malade est mieux, mais il survient du délire le neuvième jour, et il meurt le surlendemain ; — 2° broncho-pneumonie double chez un tuberculeux, deux saignées ; — 3° pneumonie chez une femme de 73 ans, entrée le dixième jour; une saignée, huit ventouses scarifiées, kermès; mort le quinzième jour ; à l'autopsie, on trouve du pus collecté en petits foyers ; — 4° pneumonie chez une femme de 74 ans, entrée le quatrième jour; saignée de 200 grammes; kermès ; morte le sixième jour.

Quant aux malades guéris, ils ne présentent aucune particularité, si ce n'est que la maladie était très grave et que M. Matice n'eût pas osé la laisser sans traitement. Si nous rapprochons les résultats de ces trois années, nous sommes frappé de la mortalité, qui est très-différente, avec un traitement autant que possible approprié à chaque malade, dirigé par le même praticien. Supposons, pour un instant, trois individualités ayant fait le service pendant chacune de ces trois années : le premier médecin publierait ses résultats en vantant la saignée à outrance ; le second n'en serait que médiocrement content ; le troisième pourrait bien la condamner ; et cependant le même esprit d'analyse les eût animés : chacun eût traité ses malades, non d'après un système, mais en tâchant de donner à chacun un traitement approprié.

Que conclurons-nous de cette dissertation ? Que si on a voulu détrôner la saignée au profit de l'expectation, on n'a réussi qu'à réduire à leur juste valeur ces exagérations compromettantes. Et dussent les chiffres de la mortalité comparés, laisser subsister quelques doutes sur les effets curatifs de la saignée, il est un fait certain, c'est qu'elle soulage les malades sans leur nuire, lorsqu'elle est pratiquée à propos.

ANTIMONIAUX.

Tartre stibié. — Rasori a, le premier, prescrit l'émétique à haute dose dans la pneumonie. On l'administre maintenant en potion à la dose de 20 à 80 centig. ; le premier jour, il produit des vomissements et des selles bilieuses qui peuvent se renouveler le deuxième et le troisième jour, ou bien il y a tolérance. Pour l'obtenir, on peut associer l'opium à l'émétique, et si on voyait, malgré cela, des signes d'inflammation gastro-intestinale apparaître, il faut cesser, pour recourir au kermès ou à l'oxyde blanc d'antimoine. Selon M. Ancelon, ce qui empêche la tolérance de s'établir, c'est qu'on donne aux malades trop de boissons. Selon

M. Hérard, la tolérance s'établit mieux quand on n'emploie que de l'eau distillée pour véhicule.

MM. Hardy et Béhier donnent l'émétique en potion, une cuillérée toutes les deux heures; aussitôt que trois ou quatre vomissements ou selles ont paru, ils cessent, pour recommencer le lendemain et le continuer tant qu'il y a des symptômes graves. A leur cessation, ils le remplacent par le kermès ou l'oxyde blanc.

Outre son action sur le tube digestif, l'émétique produit une détente marquée, une dépression des forces avec tendance à une diaphorèse très-abondante; mais s'il donnait lieu à une prostration extrême, il faudrait en cesser l'administration. Sans nier complètement son action contro-stimulante générale, ou même son action élective sur le poumon, il ne faut pas laisser de côté, dans l'explication de ses phénomènes salutaires, son action sur le tube digestif.

Avec sa méthode, Rasori perdait de 14 à 22 malades pour 100. Les faits publiés par Laënnec lui sembleraient plus favorables. En 1824, il a traité 28 pneumonies simples ou compliquées d'un léger épanchement pleurétique; tous ont guéri, excepté un septuagénaire, qui prit peu de tartre stibié, parce qu'il le supportait mal. En 1826, 34 pneumoniques ont été traités de la même façon; 5 ont succombé, mais de ce nombre il faut retrancher deux femmes, l'une de 59 ans, l'autre de 69, apportées agonisantes à l'hôpital, où elles expirèrent peu d'heures après leur entrée, et auxquelles on a donné à peine deux ou trois doses de la potion stibiée. Le troisième sujet était un homme attaqué d'une maladie du cœur, à laquelle il a succombé ; le quatrième a succombé à une pleurésie chronique, à la période de résolution de sa pneumonie. Reste un vieillard de 72 ans, mort le dixième jour de sa maladie ; de sorte, dit-il, que sur 57 malades, deux septuagénaires seulement ont succombé, ce qui donne un mort sur 28 malades. Mais les documents suivants s'accordent peu avec ceux que nous venons de citer. M. Lagarde, attaché au service de Laënnec, a publié 16 cas de pneumonie, 5 morts, ou 1 sur 3. M. Lecouteux a également publié un tableau de 30 pneumonies traitées dans le service de Laënnec : 18 guéris, 12 morts; parmi lesquels se trouvent vingt hommes, dont le plus âgé a 56 ans, et donnant, comme âge moyen, 30 ans; guéris 13, morts 7. Dix femmes, la plus âgée a 69 ans, et la moyenne de l'âge est de 40 ans environ ; guéries 35, mortes 5.

M. Louis a vu réussir l'émétique dans des conditions très-graves, au milieu de symptômes les plus intenses, et lorsque la saignée n'avait pas empêché la maladie de s'aggraver. MM. Danvin, Teallier, Rayer, Trousseau et beaucoup d'autres, sont venus confirmer les recherches de M. Louis. M. Grisolle a reconnu que l'émétique à haute dose avait la plus heureuse influence, tant sur l'issue de la maladie que sur l'amendement rapide de tous les symptômes.

Un mauvais état du tube digestif contre-indique l'emploi de l'émétique, quoique MM. Louis et Labrunie aient dit qu'il ne faut pas s'y arrêter.

Les accidents locaux consistent en une irritation du pharynx et de l'œsophage, avec production de pustules ou d'ulcérations ; il faudra alors suspendre le médicament et prescrire des adoucissants. S'il survient une intoxication se manifestant par la pâleur, l'accablement, la décomposition des traits, le refroidissement des extrémités, une sueur visqueuse et froide sur tout le corps, un ralentissement et une petitesse extrême du pouls, on y remédie en cessant le médicament, en administrant le vin, l'alcool, l'éther, en faisant des frictions stimulantes sur l'abdomen, et, si la diarrhée continue, en prescrivant l'opium.

Si nous reconnaissons les effets avantageux du tartre stibié uni à la saignée, les matériaux nous manquent pour nous prononcer sur son efficacité, quand on l'emploie seul. 8 malades ont été traités par l'émétique seul : guéris 5, morts 3 ; mais voyons dans quelles conditions ils se trouvaient :

1° Homme de 67 ans, entré le huitième jour pour une pneumonie droite, mort le douzième jour ;

2° Homme de 58 ans, entré le huitième jour pour une pneumonie double avec du délire, mort le dixième jour ;

3° Pneumonie catarrhale ayant successivement envahi les deux poumons, entré le sixième jour, mort le dixième ;

4° Pleuro-pneumonie 2/3 inférieurs du ponmon droit, entré le sixième jour ;

5° Pneumonie centrale et bronchite emphysémateuse, entré le septième jour, le lendemain convalescence ;

6° Pneumonie catarrhale ;

7° Pneumonie catarrhale, entré le troisième jour, présente des alternatives de mieux et de mal, reste quatre-vingts jours à l'hôpital ;

8° Pneumonie à gauche, entré le huitième jour. Deux fois, au moment où il allait être guéri, il y a une recrudescence ; le malade sort après trente-cinq jours, avec une induration pulmonaire caractérisée par du souffle tubaire, submatité ; pas d'égophonie.

Si ces faits ne sont pas favorables à l'administration du tartre stibié, il faut reconnaître que tous les malades ont été traités à une époque avancée de la maladie, alors que la saignée ne pouvait plus être pratiquée, et que l'expectation n'était plus permise.

Kermès minéral. — MM. Trousseau et Pidoux prétendent qu'il a la même efficacité que le tartre stibié ; il a même sur l'émétique, disent-ils, cet avantage qu'il est moins irritant et qu'il développe moins souvent des phlegmasies de la bouche et de l'arrière-bouche. Pour ces auteurs, les effets généraux de tous les émétiques sont les mêmes ; ils ne diffèrent que par la dose employée. M. Rayer a considérablement restreint sa valeur thérapeutique.

Il en est de même de l'oxyde blanc d'antimoine.

Nous devons accepter sans contrôle les propositions qui ont été émises ; cependant nous dirons qu'on ne devra pas avoir une confiance très-grande dans leur action isolée, et que pour en obtenir des effets qui ne se manifestent pas toujours, il faut autant que possible les associer à la saignée.

Méthode évacuante.—L'émétique a été donné longtemps comme vomitif dans la pneumonie, après une ou plusieurs saignées. C'était la pratique de Rivière, propagée par Stoll. Cette méthode est surtout applicable aux pneumonies bilieuses. L'emploi des purgatifs a un double avantage : entretenir la liberté du ventre, et opérer sur le tube intestinal une révulsion salutaire. Mais il ne faudrait pas compter exclusivement sur leur effet.

Ipécacuanha.—MM. Guersant et Broussonnet ont donné l'ipéca avec de bons résultats. M. le docteur Delioux le vante également. Voici les effets qu'il produit : il ralentit le pouls, le déprime, tantôt progressivement, tantôt avec une promptitude remarquable ; il provoque presque constamment la moiteur ou des sueurs plus ou moins grandes, il favorise les crises,

M. Pécholier, par de nombreuses expériences, est parvenu à établir le parallèle suivant entre le tartre stibié et l'ipécacuanha. L'hyposthénisation due à l'ipéca atteint vite son maximum, menace très-promptement la vie, mais elle décroît aussi avec une grande rapidité, et ne donne pas lieu à cette période réactive si dangereuse quand on emploie le tartre stibié. L'action de celui ci, au contraire, est plus lente, plus profonde, plus durable, et devient progressivement et presque nécessairement mortelle dès qu'un certain point a été dépassé. Cette appréciation devra guider le praticien et le mettre sur ses gardes.

Médication tonique. — Si on doit employer la médication tonique dans les phlegmasies aiguës à réaction très vive, nous ne croyons pas que ce doive être d'une manière générale. Cependant, nous croyons que dans certains cas parfaitement déterminés, elle rendra de très-grands services; c'est surtout dans la forme adynamique qu'on la prescrira avec avantage. Mais n'oublions pas que l'adynamie peut être franche ou produite par la gravité de la maladie; défection des forces dans un cas, oppression de ces mêmes forces dans l'autre. Ces deux états réclament une thérapeutique tout à fait opposée; essayons donc de les différencier.

Quand on se trouvera en face d'un malade plongé dans l'adynamie, on devra examiner les causes morbifiques qui ont produit la maladie, l'âge et la constitution du sujet, le rapport ou la disproportion entre l'étendue de la lésion, l'intensité des symptômes généraux et la faiblesse du malade ; enfin, il ne faudra pas négliger l'ordre dans lequel se seront montrés les symptômes de l'adynamie ou de l'inflammation. Ainsi, quand on aura un sujet jeune, vigoureux, présentant une pneumonie très-étendue, dont le début aura été marqué par un frisson violent; si en même temps le malade présente une grande faiblesse, un pouls petit, facilement dépressible, la plupart du temps les émissions sanguines feront justice de ces symptômes, le pouls se relèvera et le malade se trouvera dans un bien-être relatif. Si on observe des phénomènes tout à fait opposés, les toniques au contraire seront indiqués. On ordonnera les préparations de quinquina, et surtout l'extrait mou, les vins généreux en quantité modéré, ce que Aétius exprime ainsi : « *Vinum bibant fulvum, vetus mediocri mensura.* »

L'alcool produira dans ces circonstances de très-bons effets; cependant on devra prendre quelques précautions en l'administrant. On en prescrira par exemple une cuillerée à thé ou à soupe, délayée dans de l'eau, toutes les heures ou toutes les deux ou trois heures, selon la nature de la maladie et l'état actuel du malade; on pourra ainsi faire prendre de 120 à 200 grammes d'eau-de-vie dans les vingt-quatre heures. Cette méthode, préconisée par Robert Bentley Todd, a été accueillie avec enthousiame en France par M. le professeur Béhier.

On administrera encore le vin ou l'alcool à des ivrognes atteints de pneumonie. On a vu, sous l'influence de ces boissons, des phénomènes en réalité graves, céder avec la plus grande facilité.

Méthode réfrigérante. — Si on lit avec attention les observations de pneumonies guéries par l'application du froid, on verra que cette méthode n'est pas jugée par la clinique; car tous les faits observés se rapportent, non à des pneumonies, mais à de simples congestions avec hémoptysie, ou purement à des pleurodynies. Cependant, ne craignons pas de dire que l'on ne devra jamais recourir à la méthode réfrigérante dans la pneumonie, car la thérapeutique possède des moyens beaucoup plus efficaces et surtout présentant un moindre danger.

Mercuriaux. — Ils sont surtout employés en Angleterre; en Allemagne, on emploie le mercure soluble d'Hahnemann; en France, M. Fauvel, après avoir pratiqué une ou deux saignées, et même après avoir administré le premier jour, après la saignée, de l'émétique en lavage, prescrit le calomel associé à l'opium et à l'émétique. Les effets, dit-il, ne sont appréciables que du troisième au quatrième jour, quand l'effet désiré, la salivation, se manifeste; constamment on observe une amélioration dans les poumons. Il a renoncé à l'emploi de l'émétique à haute dose. L'époque tardive à laquelle apparaît l'amélioration, ne nous permet pas de compter sûrement sur l'administration du calomel.

Les frictions mercurielles ont été préconisées par M. Schutzenberger. Lorsque, ce qui arrive assez souvent dans la pneumonie, on ne peut plus avoir recours ni aux saignées générales et locales, ni aux hyposthénisants, sans compromettre la vie du malade, qui se trouve trop hyposthénisé et même quelquefois dans un état de profonde adynamie, alors que la pneumonie est arrivée au second degré et qu'il n'y a pas de tendance à la résolution, le praticien se trouve souvent dans le plus grand embarras, et ne sait réellement à quel médicament s'adresser. C'est le cas d'employer les frictions d'onguent mercuriel double, à la dose de 2 à 5 gram., et de pratiquer de trois à six frictions par jour. On les fera dans diverses régions, et particulièrement sous les aisselles, région absorbante par excellence.

Vésicatoires. — Leur usage est extrêmement répandu. MM. Louis et Grisolle ont dit qu'au plus fort de la maladie, ces exutoires pouvaient ajouter à l'excitation fébrile et causer de l'insomnie, et qu'à une époque plus avancée ils devenaient inutiles. Si nous acceptons la première partie de la proposition, nous ne saurions, avec M. Chomel, accepter la seconde, et nous restons convaincu que les vésicatoires, appliqués en temps opportun, sont une des ressources précieuses de la thérapeutique.

Iodure de potassium.— M. le docteur Upshur imagina, dans des cas très-graves, où les crachats devenaient purulents, d'employer l'iodure de potassium a la dose de 1 gram. 25 ; dans sept cas, il eut un plein succès : c'est donc un moyen qu'on pourra tenter.

Narcotiques. — On les administre fréquemment ; ils agissent comme calmants, en modérant la toux et la douleur; ils procurent du repos aux malades et ménagent les forces.

Camphre, vératrine. — Nous avons vu souvent employer ces deux agents, et nous pouvons dire que, comme sédatifs de la circulation, ils donnent d'excellents résultats. Que de fois, en effet, dans les cas de fièvre très-forte, avec chaleur mordicante de la peau, n'avons-nous pas vu, sous leur influence, les pulsations diminuer de 20 ou même 25, du jour au lendemain, en même temps que la peau devenait plus fraîche. On ne doit donc pas les proscrire complètement, et, sans les employer dans tous les cas, on pourra trouver leur application.

Enfin, on a préconisé les diurétiques, le nitrate et le sous-carbonate de potasse, l'acétate de plomb, la digitale, l'acide prussique et un grand nombre d'autres que nous nous dispenserons d'énumérer; car accumuler des médicaments dont rien ne démontre l'utilité, ce serait encombrer la thérapeutique sans la servir.

Si, malgré le traitement employé, la suppuration s'était établie, et que réunie en foyer elle se fût ouvert une voie dans les bronches, il faudrait combattre les phénomènes d'hectisie, en soutenant les forces du malade par une alimentation réparatrice, facile à digérer, et par l'emploi de quelques toniques. C'est encore aux toniques et aux cordiaux qu'il faudrait avoir recours dans le cas de terminaison par gangrène.

S'il y a rechute, on emploiera autant que possible le même traitement que la première fois, en en diminuant la vigueur, si cela est nécessaire.

TRAITEMENT DE QUELQUES SYMPTÔMES.

Douleur de côté.—Quand elle est très-intense et que les saignées générales ne l'ont pas diminuée, on doit l'attaquer par l'application des ventouses scarifiées ou des sangsues, puis des cataplasmes simples ou narcotiques sur le lieu qu'elle occupe ; on pourrait même y placer un vésicatoire, si les autres moyens avaient échoué.

Toux. — Quand les émissions sanguines ne l'ont pas calmée, il faut associer l'opium aux médicaments prescrits.

Expectoration. — A la première période, la saignée

est le meilleur expectorant ; ensuite on emploiera le kermès, l'oxymel scillitique, quelques boissons mucilagineuses....

Céphalalgie. — Si, malgré un traitement actif, la céphalalgie persistait, les sinapismes aux membres inférieurs seraient d'un grand secours.

Délire. — Il est des cas dans lesquels on peut se passer des antispasmodiques, par cela même que le traitement ordinaire ne tarde pas à faire justice des accidents délirants. Dans le délire nerveux, il faut donc instituer le traitement tel que le réclament l'étendue et la gravité de la pneumonie, et n'en venir aux antipasmodiques, musc, camphre, opiacés, que quand les symptômes locaux et généraux ne se modifient pas par le traitement mis en usage. Il faudra avoir soin de reconnaître à quelle espèce de délire on a affaire, et se baser sur cette notion pour le traitement. Le musc, vanté par Récamier, paraît avoir le plus d'efficacité. M. Trousseau l'associe quelquefois à l'opium.

Delirium tremens. — Cette forme, remarquable par une loquacité continue, une insomnie complète, doit être combattue par les opiacés. On ne devra pas négliger l'administration du vin ou de l'eau-de-vie.

Un mot maintenant sur quelques états physiologiques pouvant modifier le traitement de la pneumonie.

Grossesse. — On reconnaît généralement que les maladies aiguës fébriles sont une cause très-puissante d'avortement ou d'accouchement prématuré. Si une femme enceinte est atteinte de pneumonie, que devra-t-on faire? Traiter la maladie comme si la grossesse n'existait pas. En effet, si on est bien pénétré du principe que nous avons posé, on reconnaîtra que le traitement employé, qui peut selon son énergie provoquer l'avortement, tout en ne le provoquant pas d'une façon certaine, pourra être très-favorable à la terminaison de la pneumonie. Notre ami M. Gauchot nous a communiqué l'observation d'une femme de 27 ans, couchée au nº 6 de la salle Notre-Dame (Pitié), enceinte de sept mois et demi. Elle entra pour une pneumonie inflammatoire du sommet du poumon droit; les phénomènes généraux étaient très-intenses, la dyspnée très-grande; il y avait en même temps une teinte cyanosée très-marquée; M. Bernutz fit pratiquer une saignée d'environ 450 grammes; le lendemain, la malade mettait au monde un enfant vivant. A partir du moment de l'accouchement, les accidents disparurent comme par enchantement, la femme resta encore quelque temps à l'hôpital, et la présence de râles muqueux persistants fit soupçonner une phthisie commençante (1863).

Menstruation. — Nous empruntons à un travail de M. Hérard les conclusions suivantes: Dans le traitement des affections aiguës fébriles, le médecin doit, avant tout, se préoccuper de la maladie. Il est extrêmement rare que la menstruation fournisse des indications thérapeutiques spéciales. Si les règles sont sur le point de paraître, ou même si elles ont paru, il faut agir absolument comme si elles ne devaient pas venir ou ne fussent pas venues. Les émissions sanguines ne s'opposent, en général, ni à l'apparition ni à l'écoulement des menstrues. Ces préceptes. nettement formulés, pourront être d'un grand secours au praticien.

Traitement de la pneumonie catarrhale.

Il est difficile d'instituer une médication contre cette maladie. Il faut mettre, dit Huxham (pag. 292), une très-grande circonspection dans le traitement de cette espèce de maladie qui est toujours dangereuse et fréquemment mortelle, d'autant plus qu'au début la bénignité des symptômes est très-propre à jeter dans quelque méprise tant le malade que le médecin.

Émissions sanguines. — Elles ne seront utiles qu'autant qu'elles seront parfaitement indiquées et qu'on les pratiquera à une époque rapprochée du début.

Contro-stimulants. — Ils sont conseillés par presque tous les auteurs; on les administrera avec circonspection, d'après la même méthode que dans la pneumonie franche.

Vomitifs.— Ils sont aussi d'une grande importance, quand il y a des signes de gastricisme ou pour faciliter l'expectoration. Les purgatifs trouveront également leur application, mais non comme méthode générale de traitement.

Dans quelques cas où la rémittence est bien marquée, on donnera les anti-périodiques. Les révulsifs, et en particulier les vésicatoires, trouveront ici leur emploi.

On ne devra pas laisser les malades trop longtemps à la diète; au contraire on les tonifiera, eu égard à la tendance très-grande qu'a l'adynamie de se manifester. Enfin, on surveillera très-attentivement leur hygiène, afin de prévenir les rechutes ou d'éviter les recrudescences, qui sont si souvent funestes.

TRAITEMENT DES FORMES DE LA PNEUMONIE.

Pneumonie bilieuse.—Elle présente, sous le rapport du traitement, des variétés importantes : s'il y a prédominance de l'état bilieux, c'est lui qu'il faut combattre en premier lieu par les évacuants, après l'emploi desquels les saignées seront plus efficaces; si, au contraire, l'élément inflammatoire prédomine, c'est lui qu'il faut attaquer d'abord, et sous l'influence des antiphlogistiques employés avec mesure, on voit sou vent l'état bilieux s'amender et disparaître ensuite spontanément; s'il résiste, on le combat par les évacuants appropriés.

Pneumonie périodique (rémittente ou intermittente). — La saignée sera de peu de secours ; cependant on pourrait l'employer chez un sujet vigoureux, si tout un poumon était envahi par l'inflammation. Pendant l'accès, on pourra avoir recours aux révulsifs cutanés, larges sinapismes, mais il faut se rappeler que ce ne sont que des accessoires. On s'adressera aux fébrifuges à haute dose, qu'on administrera avec la plus grande promptitude. Comme il faudra agir sûrement, on devra préférer le sulfate de quinine à la salicine, à la cinchonine, à l'acide arsénieux. C'est dans ce cas que l'art est heureux d'intervenir, car il pourra souvent arracher avec bonheur un malade à la mort.

Pneumonie adynamique. — Dans la forme franchement adynamique, comme aussi lorsque l'adynamie succède aux phénomènes inflammatoires, les saignées doivent être rejetées comme nuisibles, et, bien que les toniques ne soient pas toujours couronnés de succès, c'est à eux qu'il faut s'adresser. Nous avons indiqué comment on pouvait distinguer la pneumonie adynamique de celle où l'intensité et l'étendue de l'inflammation produisent la prostration. et qui réclament la médication antiphlogistique. C'est surtout dans cette forme que l'alcool pourra compter des succès.

Pneumonie ataxique. — Elle n'offre pas ordinairement d'autres indications et ne réclame pas d'autres moyens que la pneumonie simple; dans un grand nombre de cas, on voit survenir dans les symptômes généraux et locaux un amendement simultané. Dans les cas où, après des saignées convenablement répétées, les phénomènes ataxiques persistent, on a recours aux révulsifs placés aux extrémités inférieures, aux bains tièdes, et surtout aux préparations de musc qui, d'après Récamier, paraissent jouir d'une sorte de spécificité dans cette espèce de pneumonie.

Si ces deux variétés venaient à se fondre, pour costituer la forme ataxo-adynamique ou typhoïde, on joindrait les antispasmodiques aux toniques.

Pneumonie rhumatismale. — Le traitement du rhumatisme réclamant le plus souvent les émissions sanguines répétées, nous renvoyons à ce que nous avons dit de la pneumonie franchement inflammatoire.

Pneumonie traumatique. — M. Jobert (de Lamballe) conseille de saigner largement, et dans presque tous les cas, dit-il, on arrive à un résultat heureux; on n'obtiendra pas de succès si l'enfoncement des fragments détermine une irritation permanente de l'organe pulmonaire.

TRAITEMENT DE L'ÉLÉMENT PLEURÉTIQUE.

Nous avons dit que la plèvre participait très-souvent à l'inflammation du poumon ; or, dans la grande majorité des cas, le traitement de la pneumonie sera en même temps celui de l'élément pleurétique : saignées générales plus ou moins répétées, saignées locales sur le point douloureux, expectorants, diète... Dans beauboup de cas, avec ou même sans le secours des moyens qui viennent d'être indiqués, les symptômes se dissipent complètement ou offrent un décroissement si marqué, que tout remède énergique devient désormais superflu, et qu'il suffit, pour conduire la maladie à une heureuse fin, d'éloigner ce qui pourrait en déranger la marche.

Mais, chez quelques sujets, il en est autrement; soit que les moyens antiphlogistiques aient été convenablement mis en usage, soit qu'ils aient été employés trop timidement ou tout à fait négligés, la maladie s'aggrave de jour en jour, et le malade est arrivé à un état de faiblesse qui ne permet plus de recourir aux émissions sanguines. Ce n'est d'ailleurs plus l'inflammation de la plèvre qu'il s'agit de combattre, c'est l'épanchement qui en est la conséquence.

De tous les moyens propres à en favoriser la résorption, les vésicatoires donnent d'excellents résultats. On doit les renouveler souvent. Il ne faudra pas négliger les moyens accessoires, tels qu'un régime parfaitement réglé, une bonne hygiène, les diurétiques.....

Si dans une pneumonie très-étendue, occupant les deux côtés ; si en même temps un épanchement considérable venait à se former, que sa présence devînt la cause d'une grande dyspnée, et que les bons effets de la thérapeutique se fissent attendre, faudrait-il opérer? C'est l'opinion de MM. Aran et Siredey, et, de notre côté, nous nous rangeons à cet avis. Quand, au contraire, la pneumonie se sera guérie, et qu'il restera un épanchement occupant tout un côté de la poitrine, quand on aura épuisé toutes les méthodes de traitement et que l'épanchement persistera, que faudra-t-il faire? Il faudra encore recourir à la thoracentèse, et ne pas trop attendre, si l'on ne veut pas voir son malade emporté par une syncope. Autrefois on hésitait, on retardait toujours le moment de l'opération, espérant que la résorption se manifesterait sous l'influence des moyens employés ; mais aujourd'hui que l'on sait à quels dangers ce retard expose le malade, et que la méthode employée ne présente pas autant d'inconvénients qu'on le pensait, il ne faut pas temporiser. Mais, après avoir évacué le liquide par un procédé convenable, presque tous les auteurs abandonnent le malade à lui-même ; mais c'est au contraire immédiatement après l'opération qu'on devra mettre un grand vésicatoire sur le côté malade, pour prévenir le retour du liquide et faire alors le traitement de la pleurésie.

Quand l'épanchement deviendra purulent, ou il sera libre dans une des cavités pleurales, ou il sera enkysté. Dans le premier cas on emploiera la thoracentèse, soit seule, soit combinée aux injections modificatrices ; dans le second, on donnera la préférence à l'empyème ou à la méthode des ponctions successives.

Nous citerons maintenant une observation de pleurésie chronique, dont le traitement viendra à l'appui des idées que nous venons d'émettre.

Le 21 octobre 1864, est entré à la Pitié, salle Saint-Raphaël n° 20, Louis D..., sergent de ville.

Cet homme est d'une constitution très-forte, d'un tempérament bilioso-sanguin ; il n'a jamais été malade. Le 19 septembre, s'étant trouvé engagé dans une rixe, il fut renversé d'un premier étage en bas des escaliers ; il tomba, le côté gauche sur la rampe. Il eut, à la suite et dans la nuit même, une douleur très-vive sur un point très-circonscrit, placé à peu près à la partie moyenne de la septième côte, ce qui aurait pu faire croire à l'existence d'une fracture de cette côte. Le malade ne peut nous dire si elle a été constatée par le médecin ; mais lors de son entrée à l'hôpital, nous ne trouvons sur son trajet aucune irrégularité qui puisse simuler un cal.

Le lendemain de l'accident, le malade ne put reprendre son service, il avait de la fièvre. Un médecin lui fit appliquer sur le côté : sangsues, ventouses scarifiées, vésicatoires, sans obtenir le moindre résultat.

Etat actuel. — Le malade présente une grande gêne de la respiration, surtout quand il veut se livrer à un exercice un peu violent : décubitus latéral gauche, petite toux sèche, fatigante ; sueurs abondantes, générales ; pas de frisson ni de fièvre le soir ; un peu d'anorexie, matité dans toute l'étendue du poumon gauche, en avant et en arrière ; saillie des espaces intercostaux avec une sensation de fluctuation assez manifeste ; diminution considérable des vibrations thoraciques. On entend la respiration très-faible dans toute l'étendue de la poitrine ; en haut, respiration puérile très-marquée. Voix de jeton un peu au-dessous de la clavicule. Le cœur est fortement déjeté à droite ; sa pointe vient battre sur le bord droit du sternum, entre la septième et la huitième côte. L'état général est bon, le malade n'a pas encore eu de syncope.

24. *Opération.* — On introduit le trocart muni de baudruche, dans le sixième espace intercostal, à la réunion des deux tiers antérieurs et du tiers postérieur. Il s'écoule 3 kilogram. 75 gram. d'un liquide jaune citrin, fibrineux, très-abondant, se coagulant comme le sang tiré de la veine, se prenant en masse par la chaleur et l'acide nitrique. Vers la fin de l'opération, le malade éprouve de la toux sèche, fréquente, accom-

pagnée de douleur assez vive, avec tendance à la suffocation, douleurs que M. Matice attribue à la rupture des adhérences et au déplissement pulmonaire déterminés par la rentrée de l'air dans un poumon qui auparavant était imperméable. Cet état persiste environ jusqu'à quatre heures de l'après-midi. Le malade passe une bonne nuit. Large vésicatoire sur le côté. Bouillons.

25. La sonorité est complète dans toute l'étendue de la poitrine ; la respiration est normale, pas de douleur de côté. — Chiendent nitré. Une portion.

26. Un peu de frottement à la base, en arrière et sur le côté, Le cœur a repris sa positon normale, la nuit a été bonne, le malade se trouve bien; pas de réaction.

31. Un peu de diarrhée ; rien de nouveau dans le côté.

5 novembre. Respiration très-facile, seulement il présente à la partie moyenne du poumon et un peu au-dessous de la racine des bronches, un point résistant au doigt, où on entend une voix de jeton assez prononcée, ce qui peut faire songer à un épanchement circonscrit. Toujours du frottement à la partie postérieure et externe du thorax. — Vésicatoire.

28. Le malade va très-bien ; plus de diarrhée, toujours un peu d'affaiblissement du murmure respiratoire.

Il a été revu par M. Matice après sa sortie ; il n'a

présenté aucun accident. Un peu d'affaiblissement du murmure respiratoire a seulement persisté pendant quelques semaines.

FIN.

www.ingramcontent.com/pod-product-compliance
Ingram Content Group UK Ltd.
Pitfield, Milton Keynes, MK11 3LW, UK
UKHW020243220726
13923UKWH00002B/805

9 782019 300487